JULES HENQUENET

Ancien Zouave pontifical

—◦⋈◦—

DISCOURS

Prononcé à la Distribution des Prix

DU COLLÈGE SAINT-BERTIN

à Saint-Omer

PAR

M. le Chanoine DEPOTTER

VICAIRE CAPITULAIRE

——

SAINT-OMER

IMP. ET LITH. H. D'HOMONT, RUE DES CLOUTERIES, 14.

1892

Jules HENQUENET

Ancien Zouave pontifical

JULES HENQUENET

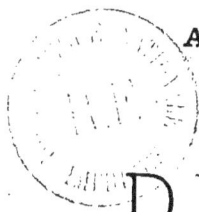

Ancien Zouave pontifical

———— ✕⊙✕ ————

DISCOURS

Prononcé à la Distribution des Prix

DU COLLÈGE SAINT-BERTIN

à Saint-⊕mer

PAR

M. le Chanoine DEPOTTER

VICAIRE CAPITULAIRE

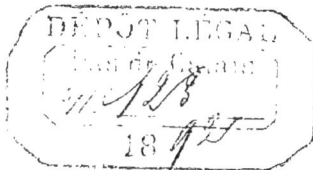

SAINT-OMER

IMP. ET LITH. H. D'HOMONT, RUE DES CLOUTERIES, 14.

—

1892

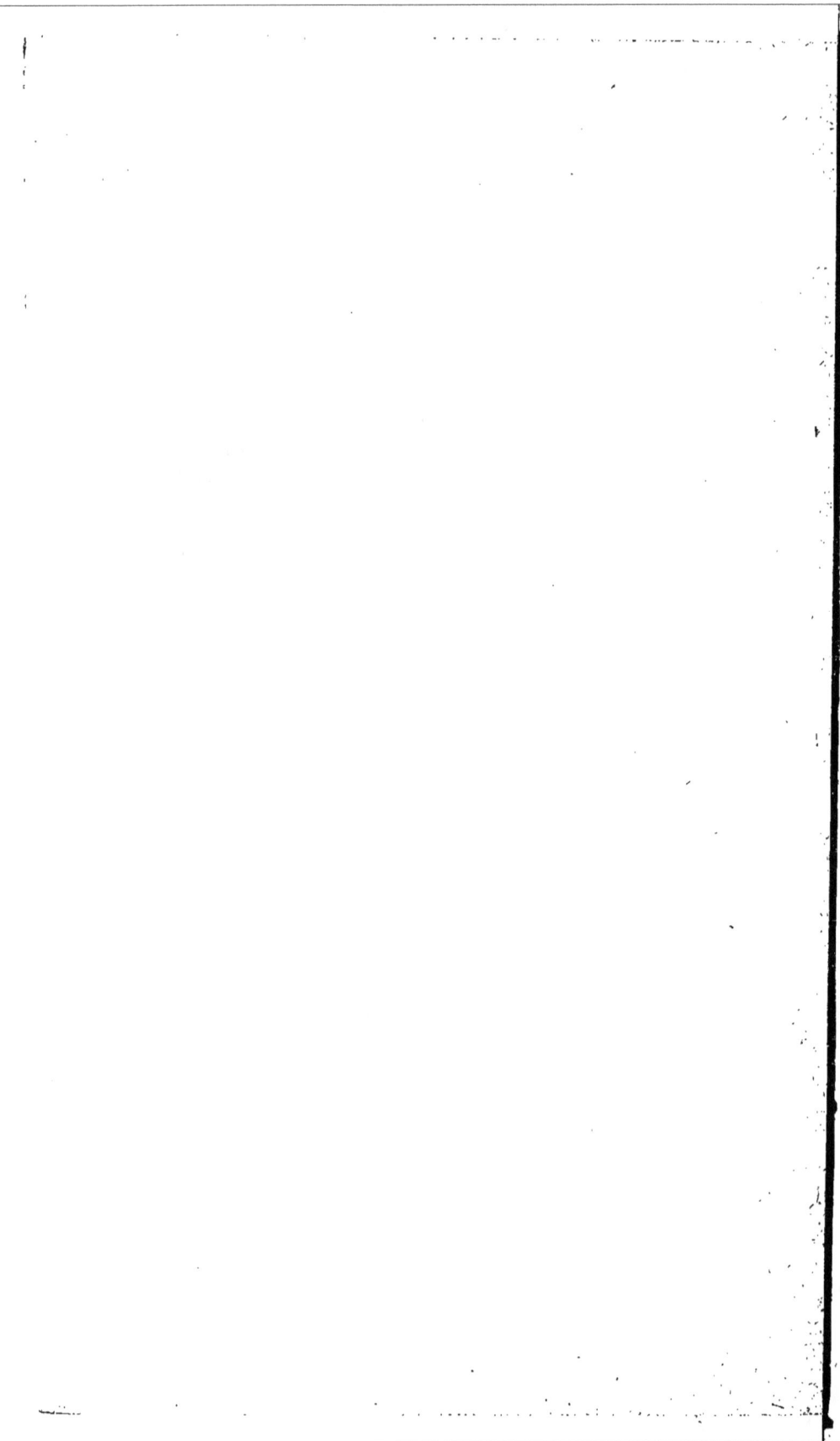

Jules HENQUENET

ANCIEN ZOUAVE PONTIFICAL

———

Messieurs,

Il y a une douzaine d'années, j'avais l'honneur de porter la parole dans cette même enceinte : ancien élève de la maison dont j'étais devenu le supérieur, je voulus acquitter en partie la dette de ma reconnaissance en rendant un respectueux hommage aux *Anciens Maîtres du collège St-Bertin.* Ce n'était qu'une esquisse rapide, une simple ébauche : à pareil jour le temps n'est pas aux longs discours ; je terminai en exprimant le vœu de compléter cette intéressante revue en présentant une autre fois à leurs jeunes successeurs les *Anciens Elèves du collège St-Bertin.*

Personne assurément ne me rappellerait aujourd'hui ma promesse : douze ans sont un long espace de temps dans la vie hu-

maine, *grande œvi spatium*, mais surtout
dans la vie d'un collège dont la population
se renouvelle sans cesse. Cependant je ne
me crois pas dégagé de ma parole ; je voudrais la tenir pour l'honneur de notre cher
collège, je le voudrais pour vous, jeunes
gens, qui allez bientôt affronter ce combat
de tous les jours qu'on appelle la vie. Avant
de descendre dans l'arène, il serait bon que
vous eussiez sous les yeux les exemples
fortifiants de vos devanciers ; ce serait un
puissant encouragement à vous montrer
toujours dignes de vos aînés.

Mais ici grand est mon embarras : s'il
n'était pas difficile de rappeler en un court
récit nos premiers maîtres, comment suffire
aujourd'hui à une tâche immense qui em-
brasse près d'un siècle et comprend des mil-
liers d'anciens élèves ? C'est une véritable
légion d'hommes de cœur et de chrétiens
fidèles que le collège St-Bertin a semés depuis son origine sur tous les points de la
région. On les retrouve partout, dans le
clergé, l'armée, la magistrature, les fonctions civiles, le commerce, l'industrie, l'agri-
culture ; aussi n'est-ce pas un discours qu'il
faudrait consacrer à cette armée d'élite,
mais un volume, et un gros volume, qui
serait le Livre d'or du collège St-Bertin.

En attendant qu'un patient annaliste en
rassemble les éléments, je veux vous offrir
ici une figure qui occupera une place d'honneur dans cette galerie des braves. Elle
me semble mettre en pleine lumière le
caractère distinctif de nos anciens qui est

fait de foi, de patriotisme et de dévouement.
Mon héros ne se perd pas dans la nuit des
temps ; remontons d'une trentaine d'années
en arrière, nous trouvons au collège JULES
HENQUENET, de Zudausques.

C'était une nature ardente, une âme gé-
néreuse, avide de sacrifice. Dès l'âge de 17
ans, Jules éprouve le besoin de se dévouer
pour les autres. « Quand je pense à la parole
de saint François-Xavier : *Quid prodest ?*
écrivait-il à ses parents, il me semble que
j'aime encore la terre. Je l'aime, non pas
pour elle, mais pour le bien qu'on y peut
faire à ses semblables. Alors je voudrais!...
mais le temps n'est pas encore arrivé. » Ce
moment ne devait pas tarder à venir. Jules
achève à St-Bertin des études commencées
au Petit-Séminaire d'Arras, puis il rentre
chez ses parents.

La vie de famille était pleine de charmes
pour une nature aimante et délicate comme
la sienne ; mais une voix s'est fait entendre à son âme, c'est celle de l'Eglise oppri-
mée en la personne de Pie IX. Jules ne
saurait résister à cet appel ; il part pour
Rome où il prend place parmi les défenseurs de la Papauté. D'autres élèves de
Saint-Bertin l'y ont déjà précédé ; le plus
illustre de tous est Arthur Guillemin, l'héroïque martyr de Castelfidardo et de Monte-
Libretti. « Je n'ai fait qu'obéir au cri de
ma conscience, écrit-il le 5 avril 1866 ; et je
me félicite chaque jour d'être venu ici pour
une telle cause. »

Ce n'était pourtant pas un soldat de premier choix qui arrivait au régiment : lorsqu'il avait tiré au sort, la faiblesse de sa vue l'avait fait réformer. Pareil échec était à craindre : il y avait deux conseils de révision à subir, l'un à Paris, l'autre à Rome ; mais Jules est homme d'expédients : il quitte ses lunettes, paie d'audace devant les docteurs, et par son entrain et sa bonne humeur se fait déclarer propre au service.

On se figurerait difficilement ce que pouvait être à cette époque la vie d'un zouave pontifical ; ce ne sont que marches forcées, courses dans la montagne à la recherche des garibaldiens. Les lettres de Jules sont pleines de ces récits.

A cette rude école, le soldat se forme rapidement ; le chrétien ne perd pas non plus à cette vie de périls. « Je ne tiens qu'à une chose, écrit-il à sa famille, c'est d'avoir la conscience nette ; car aujourd'hui comme demain, je puis être dans l'autre monde, victime de la fureur des brigands. » Aussi comme il est exact à remplir tous ses devoirs ! il le raconte lui-même avec un abandon charmant : « Nous nous attendions à faire nos Pâques à Subiaco, mais par suite de notre départ de cette ville où nous avions un aumônier français, beaucoup se trouvent dans l'impossibilité de se confesser parce qu'ils ne connaissent pas l'italien. Les habitants me demandent comment je m'en tirerai. Ne vous inquiétez pas, leur dis-je ; puisque notre aumônier de France n'est pas ici, je vais aller trouver l'archiprêtre italien et je lui ferai ma confession en latin. Aussitôt dit, aussitôt fait ; et ce matin j'ai pu faire mes Pâques. »

Ce n'est pas seulement la connaissance du latin que Jules a emportée du Séminaire et de son cher St-Bertin, c'est aussi la pratique et l'habitude de la prière. « Tous les jours je prie pour vous, » écrit-il à ses parents et il ajoute ces belles paroles : « je prie peu, il est vrai, mais je prie bien, comme un soldat chrétien. »

Le soldat cependant n'a pas fait disparaître l'apôtre ; dans ses longues heures de garde, dans les nuits passées à la recherche des brigands, Henquenet songe à l'avenir. « Si les balles ennemies me laissent sain et sauf, je sais bien ce que je ferai. » Que fera-t-il ? Messieurs ; il sera jusqu'au bout l'homme des nobles sacrifices : mais quittera-t-il l'uniforme du zouave pour revêtir la bure des fils de Sainte-Thérèse, ou bien ira-t-il porter la foi dans les pays infidèles ? Sera-t-il carme ou missionnaire ? Ses lettres indiquent des hésitations : enfin il a pris un parti : « Grâce à Dieu, ma vocation à l'état ecclésiastique est plus forte que jamais. Si vous tenez à me voir avant que je n'entre au couvent, dites-le moi : je m'arrêterai huit jours à la maison. »

Cette lettre est du 9 septembre 1867. On sentait depuis quelque temps que la solution approchait. « MM. les Garibaldiens commencent à vouloir se montrer, mais ils ne se hâtent pas. Et cependant s'ils voulaient venir de suite, les affaires seraient

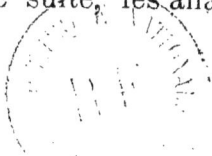

terminées, et chacun pourrait s'en retourner. Décidément ces messieurs ont peur. »
Ils avaient peur en effet du grand jour et des défenseurs de la Papauté. Pour les perdre ils recouraient à de honteux moyens : l'histoire de cette époque est pleine de récits de tentatives d'assassinat contre des soldats isolés : « Mort à ces lâches, s'écriait Henquenet, ils vous assassinent au coin des rues comme de vils animaux ! » A ces attentats succèdent d'infernales machinations, comme l'explosion de la caserne Servistori qui ensevelit sous ses ruines presque tout le corps de musique des zouaves. Nos jeunes volontaires s'indignent : cette guerre d'embuscades, de surprises et de trahisons répugne à la valeur française. « Un combat en plein jour serait une fête, écrit Théodore Wibaux ; lors même qu'ils seraient dix contre un, nous irions les trouver en chantant, mais dans l'intérieur d'une grande ville, au milieu de l'obscurité et de la trahison, le cœur, malgré tout son dévouement, se sent bien serré. »

Les recrues affluaient au régiment ; on annonce à Jules l'arrivée de nouveaux volontaires de sa connaissance, « dites-leur de se dépêcher, répond-il, s'ils veulent venir à la nôce : elle se prépare depuis longtemps et devra être magnifique. Au revoir, chers parents ; je vous demande mille fois pardon de toutes les peines que je vous ai causées » ; et en post-scriptum, il ajoutait pour atténuer l'effet de ces dernières lignes : « Adieu, quelque chose me dit que je vous reverrai encore. »

La possibilité de se trouver à chaque instant en face de la mort maintient notre zouave dans 'es graves pensées de la foi. Il n'est rien de plus beau que ces accents d'un véritable héros chrétien. « Assez parlé. (C'est la fin d'une lettre à sa famille) savez-vous qu'on ne se couche jamais sans avoir sa conscience nette, car aujourd'hui pour demain nous pouvons tous être tués ? C'est le sort qui nous est réservé. Ne seriez-vous pas contents d'apprendre ma mort dans une bataille où nous serions un contre quarante ? quel sort plus beau que de mourir pour Dieu dans la personne de son Vicaire ? Oh ! si jamais vous appreniez ma mort, ne pleurez pas, je vous en supplie, mais allez immédiatement trouver M. le Curé et dites-lui de chanter un *Te Deum*. Si je meurs, je meurs martyr. »

L'heure du sacrifice allait sonner. Le 27 octobre, Garibaldi occupait, à cinq lieues de Rome, les deux petites villes de Mentana et de Monte-Rotondo. On pouvait donc s'attendre à le voir paraître à chaque instant sous les murs de la Ville Eternelle. Il n'en devait pas avoir le temps. Un corps auxiliaire de troupes françaises commandé par le général de Failly venait de débarquer à Civita-Vecchia : et dans la nuit du 2 au 3 novembre, la petite armée pontificale, grossie de ce renfort, marchait à la rencontre de l'ennemi.

Le drapeau tricolore flotte à côté des couleurs papales ; comme aux beaux jours de son histoire, la France tient encore en main l'épée de Dieu. Les zouaves sont à l'avant-garde, les troupes françaises forment le corps de réserve ; il est bien juste que nos jeunes héros, depuis si longtemps seuls à la peine, soient aujourd'hui les premiers à l'honneur.

« Nous partons, écrit l'un des acteurs de ce drame, comme Jules Henquenet, élève de la Société Saint-Bertin, nous partons en chantant le vieux refrain du bataillon ». La fusillade s'engage, mais sans donner de résultats satisfaisants au gré du lieutenant-colonel de Charette. Il arrive au milieu des balles : « Mes amis, délogez-moi cela à la baïonnette ! » et il pousse son cheval au-devant des garibaldiens. A l'instant chacun de se débarrasser de son sac et de courir à l'ennemi. C'est une trombe vivante à laquelle il est impossible de résister. Les garibaldiens s'enfuient en déroute jusqu'à Mentana. « Bravo ! Bravo ! les zouaves ! » criaient les Français, jusque-là spectateurs de la lutte.

Henquenet n'est pas le moins ardent à la poursuite de l'ennemi : il a déjà essuyé plusieurs coups de feu, il avance toujours ; au milieu des fuyards, il a reconnu le chef de cette expédition sacrilège ; il n'est plus qu'à quelques pas de lui, quand une nouvelle décharge le renverse, il est fait prisonnier, et ce n'est que le lendemain, après leur entrée à Mentana, que les Français purent le délivrer.

Jules avait reçu quatre blessures dans les jambes ; une balle lui avait fracassé le col du fémur et s'était logée dans les intestins qu'elle avait perforés. Ramené à Rome, le blessé est installé à l'hôpital militaire du Saint-Esprit ; il y trouve des Sœurs de charité ; leur supérieure, la mère Lequette, sœur de Mgr l'évêque d'Arras, lui prodigue les soins les plus dévoués. Jules ne se fait pas illusion sur la gravité de son état ; il prie le lieutenant Le Dieu, un ancien condisciple, d'en informer sa famille ; il tient surtout à ce que ses parents sachent « qu'il a fait ses devoirs avant la bataille et qu'il est prêt à tout. » Cette lettre n'était pas encore arrivée à Zudausques, que déjà M. Poulet, supérieur de St-Bertin, averti par une dépêche particulière, avait fait connaître à la mère de Jules le malheur qui l'a frappée ; il n'obtint de l'héroïque chrétienne que cette réponse digne des plus beaux âges de l'Église : « C'est pour cela que nous l'avons laissé partir, pour combattre et mourir au service du St-Père. »

Pauvre mère ! elle ne disait que trop vrai ! la mort approchait lentement, au milieu des plus vives souffrances, Jules était admirable de patience et de résignation. Ses camarades, les zouaves du pays, venaient s'édifier du spectacle de sa fermeté. Au chevet du jeune blessé leur succédaient d'illustres visiteurs, le roi et la reine de Naples, la comtesse do Limminghe et bien d'autres. Pie IX lui-même voulut consoler et bénir son fidèle zouave ; il resta près de

dix minutes à son lit, et lui remit la croix
de Mentana et la médaille d'or du Mérite.
Ces distinctions ne le touchaient plus, et
Jules leur préférait une petite médaille de
la sainte Vierge que le Pape lui avait donnée
et qu'il destinait à sa mère.

Dix-sept jours de souffrances avaient épui-
sé ses forces, et le 20 novembre 1867, Jules
Henquenet, muni de tous les sacrements,
s'éteignit doucement en murmurant une
prière à Marie.

Son corps, d'abord déposé dans le cime-
tière de Saint-Laurent avec les glorieuses
dépouilles de ses compagnons d'armes, fut
un mois plus tard, à la demande de la prin-
cesse Orsini, transporté dans l'Eglise des
Bénédictins de St-Ambroise. C'est là qu'il
repose dans une honorable sépulture en attendant le jour de la résurrection.

Je n'ajoute plus qu'un mot.

Quand dans leurs tournées d'Afrique, nos
soldats rencontrent quelque pan de mu-
raille, quelque défilé, quelque buisson rap-
pelant une gloire du régiment, ils s'arrêtent
pour faire front et présentent les armes. Un
frisson patriotique parcourt les rangs, et
sur ces lieux témoins des exp'oits de leurs
aînés, un seul désir fait battre tous les
cœurs : égaler les anciens !

Mes amis, je vous ai présenté l'un des vô-
tres ; si je ne me trompe, il a la taille d'un
héros, héros chrétien, héros français tout à
la fois. Sans doute, il ne vous sera pas
donné de marcher sur ses traces ; mais

quelque situation que vous occupiez plus
tard dans la vie, ce que je vous demande au
nom de vos familles, de vos maîtres, de ce
public d'élite qui vient aujourd'hui applau-
dir à vos succès, c'est de rester fidèles aux
nobles traditions du collège, d'être toujours
des hommes de principes et de dévouement,
de faire revivre en vous *les Anciens de St-
Bertin*.

Saint-Omer, Typ. H. D'HOMONT.

4

ESQUISSES D'HYDROLOGIE CLINIQUE

SUR

QUELQUES MALADIES

TRAITÉES A

USSAT-LES-BAINS

(ARIÈGE)

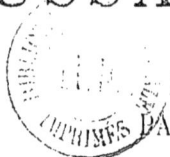 PAR LE DOCTEUR E. PUJOL

DE LA FACULTÉ DE PARIS

ANCIEN INTERNE DES ASILES

MÉDECIN DES HOSPICES

～～～～～～

FOIX

IMPRIMERIE VEUVE POMIÈS

—

1899

ESQUISSES D'HYDROLOGIE CLINIQUE

SUR

QUELQUES MALADIES

TRAITÉES A

USSAT-LES-BAINS

(ARIÈGE)

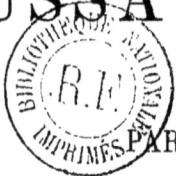

PAR LE DOCTEUR E. PUJOL

DE LA FACULTÉ DE PARIS

ANCIEN INTERNE DES ASILES

MÉDECIN DES HOSPICES

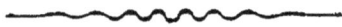

FOIX

IMPRIMERIE VEUVE POMIÈS

—

1899

AVANT-PROPOS

En publiant ces notes sur Ussat, nous n'avons pas l'intention de refaire l'historique de ses eaux et de marquer les étapes successives des établissements thermaux.

Nous nous contenterons d'enregistrer les faits les plus intéressants qui se sont présentés à notre observation et d'en tirer les déductions les plus plausibles et les plus conformes à l'esprit scientifique.

Les diverses affections que les malades viennent soigner à Ussat n'ont pas changé de nature depuis que nous y exerçons. Nous passerons donc en revue : 1° les maladies de l'utérus et de ses annexes ; 2° les névroses (qui sont, pour ainsi dire, la spécialité de la station) ; 3° les dyspepsies.

A cela, nous avons le plaisir d'ajouter un aperçu sur des faits nouveaux que les eaux d'Ussat ont heureusement modifiés. Il est à souhaiter que, dans la suite, le nombre de ces malades nous donne la matière de publications plus importantes. On pourra, avec succès, appliquer les eaux d'Ussat au traitement du goître exophtalmique, du vitiligo et de diverses dermatoses rentrant dans la classe du neuro-arthritisme. Les avantages que ces malades y trouveront seront : 1° la guérison plus sûre que par les eaux sulfureuses ; 2° l'absence de la poussée que celles-ci produisent constamment chez eux.

Ussat possède deux établissements thermaux : les Thermes et Sainte-Germaine. Les eaux sont analogues et n'offrent pas de particularités sensibles, sauf dans leur mode de captation.

LES EAUX ET LEUR MODE D'EMPLOI

Les eaux d'Ussat sont sulfatées et bicarbonatées calci-
ques ; elles contiennent une quantité notable de magnésie
et de silice. Leur forte teneur en chaux les a fait regarder
comme des eaux salines simples ; certains auteurs les
font entrer dans le groupe des eaux indéterminées ou
indifférentes.

Elles sont limpides, sans saveur, laissent sur la peau
une odeur légèrement soufrée, très onctueuses au toucher
(probablement à cause de la quantité relativement grande
de silice qu'elles renferment). M. Ed. Wilm en donne la
composition suivante :

GROUPEMENT HYPOTHÉTIQUE DES ÉLÉMENTS :

Acide carbonique des bicarbonates....	0^{gr}.1276
— libre.....	0 0129
Carbonate de calcium..............	0 1416
— de magnésium...........	0 0027
— ferreux.................	0 0011
Silice libre......................	0 0265
Sulfate de calcium................	0 6992
— de magnésium.............	0 1930
— de potassium..	0 0125
— de sodium.................	0 0151
Chlorure de sodium................	0 0446
Sels de lithium.....	traces.
Total par litre...........	1^{gr}.1363

Il est évident que les effets des eaux ne correspondent jamais étroitement à ceux des principes qu'elles tiennent en solution. Voudrait-on refaire cette même solution, que le plus habile chimiste n'y réussirait pas, parce qu'il se formerait toujours quelque précipité, provoqué par la fusion de sels incompatibles.

Tout le monde sait qu'une eau minérale bue à sa source agit autrement que la même eau transportée, reportée à sa température d'émergence. En médecine, on n'ignore pas que les eaux minérales ont une action différente des composés chimiques qu'elles renferment (sulfure de sodium, potassium, bicarbonate de soude, etc.)

C'est que les eaux minérales naturelles ont, pour présider à leur formation, d'autres lois que les lois de Berthollet. Aussi, leurs effets sur l'organisme sont complexes. C'est ce qui a fait dire « que les eaux minérales étaient vivantes » et, « quand on analyse une eau minérale, on dissèque un cadavre. » (Chaptal). Scoulteten a invoqué l'état électrique de l'eau ; un auteur italien a parlé de microbes spéciaux à chaque source. Le docteur Linossier, au Congrès international de Clermont-Ferrand (1896), s'exprime ainsi : « ... Pour prendre un exemple concret, une eau minérale qui sourd à une température de 40°, après avoir été portée dans les régions profondes de l'écorce terrestre à une température inconnue, mais, à coup sûr, bien supérieure, peut présenter, non la constitution qui correspond à cette température de 40°, mais celle qui correspond à 60°, 80° ou même 100°. » Et plus loin : « Un grand nombre d'eaux minérales s'échappent du sol avec un grand excès d'acide carbonique. Il est probable que cet acide y était dissous, dans les profondeurs de la terre, grâce à une pression colossale que l'on peut évaluer, pour certaines eaux, à plusieurs centaines d'atmosphères. Sous une telle pression, l'acide carbonique manifeste une énergie chimique toute différente de celle qu'il possède dans les conditions ordinaires. Comprimé à 40 atmosphères, à la température ordinaire, d'après M. d'Arsouval, il est déjà capable de déplacer des

acides énergiques, comme les acides iodhydrique, chlo-
rhydrique, azotique. Or, c'est la pression que supporte
une nappe d'eau minérale à 400 mètres de profondeur
seulement. Dans l'eau minérale profonde, il existe donc,
du fait seul de la pression d'acide carbonique, un état
chimique particulier. La transformation de cet état chimique en l'état d'équilibre est progressif ; il est très
vraisemblable que cet état définitif n'est pas tout à fait
atteint au moment où l'eau jaillit à la surface du sol et
que l'eau conserve encore momentanément quelque
chose de l'état chimique qui était le sien dans la profondeur... » et plus loin : « Si la vie est le mouvement, l'eau
en pleine activité de transformation chimique est bien
une eau vivante, ou, pour mieux dire, mourante. Les
réactions qui s'y produisent pendant le refroidissement
sont certainement de nature exothermique et dégagent
de la chaleur. Il n'est pas donc tout à fait inexact de dire
qu'il y a, dans une eau thermale émergente, plus de
chaleur que dans la même eau réchauffée à la même
température. Ces réactions peuvent être l'origine d'une
production d'électricité et c'est dans ce sens qu'on peut
admettre que l'eau minérale est dans un état électrique
particulier. »

Cela explique les résultats quelquefois merveilleux
d'une cure thermale. La cure thermale comprend, il est
vrai, divers éléments tels que : changement de milieu,
de climat, d'altitude, etc., auxquels certains médecins
ont accordé une importance prépondérante. Sans aller
aussi loin qu'eux et sans vouloir, d'une façon absolue,
les rejeter, nous devons reconnaître qu'ils viennent
renforcer, pour ainsi dire, l'action bienfaisante des eaux.
Sous ce rapport encore, Ussat présente d'excellentes
conditions. L'altitude de 480 mètres ne produit pas chez
les personnes nerveuses et anémiées les phénomènes
d'éréthisme du système circulatoire, habituels aux alti-
tudes supérieures. La pression barométrique y varie de
720 millimètres à 740 millimètres environ et l'orientation
de la vallée y rend les vents plus cléments, surtout les

vents d'Est qui sont dans le Midi les plus fatigants. On y mène une vie calme et régulière et les plus intrépides trouvent dans les environs de nombreux et agréables sujets d'excursion.

Le bain.

A Ussat, l'élément thérapeutique le plus important est le bain. Sa température va de 31° à 36° ; sa durée est de 40 minutes, elle varie selon les cas. L'eau se renouvelle pendant l'immersion. Elle est amenée dans la baignoire sans subir aucune altération, aucun mélange. A l'établissement des Thermes, elle est collectée dans une galerie de distribution en sortant des griffons et en suivant la pente naturelle ; à l'établissement Sainte-Germaine, elle est captée dans un puits et élevée à la galerie de distribution par un système de pompes. Les différences dans la température viennent, soit des sources, soit de l'éloignement plus ou moins grand des cabines. Elle n'est ni serpentinée, ni refroidie par aucun autre artifice..

Le bain est doué d'une action sédative remarquable. Il calme et ne fatigue pas. On éprouve, en sortant, un bien-être sensible, une atténuation de la douleur qui peut aller, dès les premiers bains, jusqu'à la suppression complète. Les membres deviennent plus souples ; quelquefois ils sont le siège de faibles fourmillements.

La saturation se manifeste par de la lourdeur de tête, un léger mouvement fébrile, de l'inappétence, avec un état saburral des voies digestives peu prononcé, de la tendance au sommeil. Une éruption papuleuse avec un prurit intense apparaît chez quelques personnes. Vers le 12e ou 14e jour, tout est rentré dans l'ordre. L'appétit est revenu, le sommeil est normal ; il est rare qu'à ce moment la douleur la plus tenace n'ait pas complètement disparu et d'une manière définitive.

Un traitement doit durer de 20 à 25 jours ; un seul peut suffire, mais il vaut mieux, pour bien assurer la guérison, le recommencer deux ou trois années consécutives.

Les contre-indications à l'emploi des eaux d'Ussat sont restreintes, ce que vient conformer l'adage populaire que les eaux ne font pas de mal, si elles ne font pas de bien. Ce qui ne veut pas dire que l'on doit et que l'on peut se baigner impunément à nos sources. Non seulement on est sûr de perdre le bénéfice d'une cure bien faite, mais encore on court le risque de voir se développer de fâcheux accidents. Il est, en effet, des personnes névrosées à ce point que dans le bain le plus chaud elles grelotteront de froid.

C'est en raison de cette impressionnabilité nerveuse, existant parfois jusqu'à l'excès, que nous avons pris, comme ligne de conduite, la résolution d'interdire l'accès du bain à toute femme dont le flux cataménial est apparu. Notre manière d'agir peut donner lieu à bien des critiques, c'est certain. Mais nous aimons mieux nous renfermer dans une sage prudence que d'avoir le moindre accident à déplorer.

La douche.

Une salle de douches a été nouvellement installée à Ussat. Si quelques accessoires offrent quelques imperfections, facilement réparables, les exigences d'un bon traitement sont à peu près comblées. Nous ne devons d'ailleurs regarder la douche que comme un auxiliaire, sauf dans quelques états particuliers, d'ordre neurasthénique, et pour combattre le prolapsus de certains organes (reins, utérus).

La buvette.

Il nous semble que l'emploi de l'eau d'Ussat en boisson a été, bien à tort, délaissé, sous prétexte que cette eau était trop séléniteuse. Elle peut rendre de grands services dans l'entérite chronique et dans les maladies qui sont sous la dépendance des dyscrasies acides, notamment dans la dyspepsie goutteuse. Nous pensons qu'on peut obtenir les

*

mêmes résultats qu'avec la grande source de Vittel, Capvern et autres eaux similaires. Il n'y a pour s'en convaincre qu'à consulter les analyses de ces diverses stations thermales et les comparer. On verra que, s'il existe une différence, elle est en faveur d'Ussat, à cause de la grande proportion de silice que contiennent ses eaux, ce qui, dans les maladies des voies urinaires provenant de la diathèse urique, pourra les faire employer avec succès.

Nous n'avons pas la prétention de dire que les eaux d'Ussat sont une panacée à tous les maux d'ici-bas. Nous nous appliquons à en faire ressortir les propriétés et les pricipales applications qui en découlent; c'est pour nous la meilleure réponse à donner à un de nos savants et distingués confrères qui nous disait : « La meilleure preuve que les eaux d'Ussat ne valent rien, c'est qu'elles tombent toutes seules. »

Les maladies traitées avec succès à Ussat peuvent se diviser en deux groupes principaux :

1° Affections de l'utérus et de ses annexes ;

2° Maladies du système nerveux (névroses et névrites);

Nous ajouterons un troisième groupe qui se rencontre très souvent dans les deux premiers :

3° Dyspepsies gastro-intestinales.

Nous adoptons cette répartition pour la commodité du sujet et nous parlerons à la fin du deuxième groupe des lésions des ramifications nerveuses terminales (névrodermites, trophonévroses) se traduisant soit par une altération dans la nutrition cutanée, soit par une altération dans la pigmentation.

PREMIER GROUPE

Maladies de l'utérus et de ses annexes.

Les eaux minérales, dans le traitement des affections
utérines, sont employées depuis les temps les plus reculés.
Elles sont cependant encore l'objet d'une suspicion illégi-
time de la part d'un très grand nombre de médecins,
nous dirons principalement des médecins des villes. Les
uns considèrent leurs effets comme fonction de la température de l'eau ; les autres n'envisagent que le changement de résidence des malades, le repos relatif qu'elles
gardent et la cure d'air qui en est la conséquence. Aussi
le choix d'une station thermale se fait-il le plus souvent
au profit d'une ville d'eaux où sont réunies toutes les
variétés de plaisir, le médecin, sceptique, sacrifiant au
désir de sa cliente qui réclame l'envoi dans un séjour où
elle ait sous la main le plus de distractions possible. On
est toujours prêt à abandonner l'utile pour l'agréable.

Ussat s'est, depuis longtemps, acquis une renommée
pour la cure des affections utérines. Ce n'est pas à dire
que les eaux aient une vertu spécifique qui s'attaque
directement à la lésion, comme le ferait une solution
caustique, en y provoquant une inflammation substitutive.
L'action des eaux est plus indirecte. En médecine, cela
se voit tous les jours, on guérit par des procédés détournés.
C'est ce qui a lieu pour l'opium, par exemple, quand on

se trouve en présence d'une colique néphrétique ou d'une phlegmasie abdominale. On tâche d'abord de calmer l'éréthisme que provoque la migration du calcul ou la lésion intestinale, sinon on tournerait dans un cercle vicieux : la marche du calcul provoquant la douleur, la douleur mettant obstacle à la marche du calcul, etc... L'inflammation de la muqueuse utérine retentit sur tout le reste de l'organe dont l'irrigation sanguine est profondément troublée et dont les manifestations irritatives vont s'étendre jusqu'au plexus hypogastrique, pour, de là, comme le disait si judicieusement Peter, se communiquer de proche en proche, de plexus en plexus, jusqu'au plexus solaire, cardiaque et cervical. Et ces phénomènes font aisément comprendre comment avec la lésion d'un organe on obtient une modification générale et profonde de l'organisme, et les retentissements morbides sur le système nerveux central et les diverses psychoses qui en sont fréquemment la conséquence. On a bien raison de dire que la femme est tout entière dans son utérus : *Mulier totius in utero.*

Le propre du bain d'Ussat est de calmer cet éréthisme et d'assurer par là une plus régulière distribution du sang dans l'organe lésé, une nutrition normale et une expurgation des produits morbides, véritable point de départ de tout le processus.

Congestion utérine, engorgement, dysménorrhée.

Nous parlerons tout d'abord de la congestion utérine. L'utérus est un muscle creux. Chaque mois, au moment des règles, le sang afflue dans cet organe. Il s'y produit une turgescence, une augmentation de volume se traduisant par des sensations de pesanteur à l'hypogastre et au périnée, par quelques tiraillements dans les lombes. Après l'écoulement, tout rentre dans l'ordre. Que cet état congestif qui accompagne l'écoulement du flux menstruel s'exagère, sous une influence quelconque, tout de suite est créé un état morbide, la congestion active de l'utérus, qui devient chronique par la répétition. Dans ce muscle, en effet, l'érectilité prédomine et la régularité de la circulation y est à la merci d'un spasme ou d'une action musculaire intempestive et anormale. Si ces phénomènes surviennent chez une jeune fille ou une jeune femme nullipare, ayant un organe impressionnable, il se fera une sorte de vaso-constriction et la dysménorrhée spasmodique apparaîtra.

Examinons l'action des eaux d'Ussat dans ces maladies :

1° Mlle R. (Tarn), 42 ans. Rougeole à 9 ans ; réglée à 13 ans, depuis, assez bien. Vers la vingtième année, chloro-anémie, règles irrégulières, leucorrhée. Depuis huit ans environ, pertes très fortes, douleurs abdominales violentes pendant les règles. A subi, il y a cinq ans, quelques cautérisations au fer rouge. De nouveau, il y a un an, pertes considérables, polype muqueux ; ablation. Règles revenues régulières jusqu'il y a deux mois environ. Depuis, pertes fréquentes, douleurs abdominales continuelles avec exacerbation au moment des menstrues ; élancements du côté de la vulve, épistaxis supplémentaires. Fait un traitement en 1897, y devient indisposée à la fin de son séjour, sans la moindre douleur. Depuis, les pertes se sont arrêtées, dysménorrhée ne s'est plus manifestée.

2° Mme A. (Bordeaux), 33 ans, sans enfants. Maladive dans son enfance, réglée tardivement et très peu, mais régulièrement. Après son mariage, quelques irrégularités ; chaque trois mois, retard de 8 à 15 jours. Douleurs à l'apparition cataméniale avec grande lassitude dans les jambes ; nausées. Rien à son utérus. Réglée avant son départ d'Ussat, toujours bien depuis.

3° Mme B. (Gironde), 25 ans, sans enfants, souffre depuis trois ans de douleurs abdominales, a une menstruation régulière ; a eu, une fois ou deux, un retard de dix jours et a perdu alors un caillot dur. Souffre des reins au moment de la menstruation, coliques très fortes et démangeaisons à la vulve intolérables. Léger écoulement muqueux, museau de tanche très rouge, coloration plus foncée sur les lèvres du col, pas de granulations. N'a plus ou de coliques à l'approche des règles, menstruation très régulière avec une avance de deux jours constamment. Quelques douleurs abdominales légères quand elle a de la constipation ; le col n'est plus aussi gros, ni aussi rouge, tendance à l'antéversion, plus de démangeaisons.

4° Mme B. (Ariège), 28 ans, réglée à 14, régulièrement, mariée à 23 ans, sans enfants. Chloro-anémie profonde vers l'âge de 20 ans ; souffre depuis, quoique guérie de sa chlorose, de douleurs très violentes dans l'abdomen, les reins, les cuisses au moment de

ses règles ; maux de tête, inappétence, nausées, vomissements.
Cet état s'installe une huitaine de jours avant l'écoulement et
nécessite le séjour au lit pendant 3 ou 4 jours, au minimum. Fait
une cure à Ussat en 1895. n'a souffert qu'une seule fois, 8 ou
9 mois après, et depuis, plus jamais.

5° Mlle D. (Ariège), 21 ans, chlorotique au premier degré, douleurs dans les reins, jusque dans les cuisses, la veille des règles.
Fait un traitement en 1897 ; revient en 1898 et nous dit qu'elle
a à peine souffert depuis son départ de la station. Après son second
traitement, absence complète de douleurs. Avait été traitée auparavant par les antispasmodiques et les ferrugineux sans résultats.

Nous ne dirons qu'un mot de ce que l'on appelle en-
gorgement de l'utérus, qui n'est qu'une sclérose de l'organe, succédant à une congestion longtemps répétée et
laissée sans soins, avec prolifération conjonctive, lésion
devenue trop fixe pour pouvoir être modifiée. Dans deux
cas qui s'accompagnaient de douleurs abdominales va-
gues, que n'avaient pu modifier ni topiques, ni révulsifs,
ces douleurs ont cessé sous l'influence des bains.

Métrite chronique.

De la congestion à la métrite il n'y a qu'un pas. En
dehors d'elle plusieurs causes peuvent la provoquer.
Nous retiendrons les deux principales : 1° la puerpéra-
lité ; 2° le gonocoque.

Fréquemment, de jeunes mères se présentent à nous
ayant perdu leur santé au dernier ou à l'avant-dernier
accouchement. La cause en est souvent au manque d'observation des prescriptions médicales. La jeune femme
s'est trop tôt levée. C'est aussi le défaut d'antiseptie post-
partum, c'est encore une agression intempestive, en tant
que prématurée, de la part du mari ; c'est un arrêt dans
l'involution utérine qui sera plus tard un appoint sérieux
pour le prolapsus ; c'est un réveil inattendu de la viru-
lence microbienne, restée jusque-là saprophytique, dans
un milieu de culture tout nouveau.

Nous avons encore à faire entrer dans l'énumération
des accidents puerpéraux (abstraction faite de l'inflam-

mation puerpérale vraie), les déchirures du col pendant l'accouchement, qui sont le foyer persistant d'une infection qui ne demande qu'un prétexte pour éclore ; c'est le feu qui couve sous la cendre.

Nous n'insisterons pas outre mesure sur le processus de l'infection gonococcique qui arrive beaucoup plus rapidement que la précédente aux lésions utérines et annexielles.

Quand la période aiguë est passée, le traitement est le même, du moins au point de vue hydrominéral : le traitement de la métrite chronique. Celui-ci est surtout efficace dans la phase subaiguë de la maladie.

La métrite chronique se manifeste au dehors sous des aspects bien différents. Une malade vient soigner des métrorrhagies, un flux leucorrheique abondant qui ont déterminé un affaiblissement considérable. Ou bien ce sont des troubles dyspeptiques, des phénomènes gastralgiques pour lesquels on vient réclamer le secours de nos eaux. Ce défaut de nutrition entraîne à sa suite des troubles cardiaques, nerveux ou de la chloro-anémie. Les malades se présentent à nous avec des faces amaigries, à l'aspect terreux, ne respirant que la tristesse et le découragement.

Sans nous étendre plus longuement sur les symptômes de la métrite chronique, nous nous permettrons de dire qu'avant de recourir au traitement chirurgical le médecin ne doit pas négliger le traitement hydriatique, qu'il faut commencer par celui-ci avant d'en arriver à celui-là. Car, outre qu'un curettage, même bien fait, ne guérit pas toujours (Pierre Delbet, Métrites hémorrhagiques), et, de plus, ne peut pas mettre une femme à l'abri d'une récidive, il y a à considérer les phénomènes nerveux consécutifs à l'intervention.

1° Mme E., 23 ans, mariée depuis 3 ans, primipare. Constitution maladive, réglée à 14 ans, régulièrement, anémique à 16 ans, reste 7 mois sans perdre. Deux mois et demi après son mariage, fausse couche ; depuis règles toujours douloureuses. Accouchement à terme un an après, normal, travail de durée moyenne. Lochées sanguinolentes pendant 15 jours ; 2 jours après leur ces-

sation, la parturiente se lève et la reprise de l'écoulement sanguinolent a lieu, pendant 8 jours, en abondance. A partir de cette
époque, douleurs abdominales continuelles, coliques, sensation de
tiraillements dans les lombes, douleurs au sacrum et dans les
cuisses jusqu'aux genoux, surtout après une fatigue ou à l'apparition des règles. Céphalalgie cataméniale.

Il existe actuellement une leucorrhée très abondante, une sensation de pesanteur au périnée, l'abdomen est douloureux au
palper. Le matin, au réveil, il est difficile à Mme E. de fermer la
main. Les règles durent 6 à 7 jours ; à l'examen nous remarquons
du vaginisme, une déchirure latérale gauche du col qui se pro-
longe jusqu'à l'insertion vaginale. L'ouverture du museau de
tanche est irrégulière, les lèvres sont bosselées, très rouges, quelques ulcérations en haut et en bas ; utérus gros, renversé en
arrière et légèrement fléchi.

Revient l'année suivante. Mme E. n'a pas du tout souffert pendant l'année et cependant elle a dû supporter d'excessives fatigues
pour soigner son enfant malade pendant 2 ou 3 mois. Le vaginisme est supprimé, leucorrhée à peine marquée, plus d'ulcérations.

2° Mme V. (Ariège), mariée depuis 5 ans, 2 enfants. Bien réglée. Souffre du ventre depuis son dernier accouchement remon-
tant à 2 ans environ. A eu, il y a 2 mois, de la métrite aiguë. Ventre
douloureux dans la région médiane, sur les côtés, surtout à gauche. Périmétrite, écoulement catarrhal très abondant, granulations, sur les deux lèvres du col. Le jour de son arrivée à Ussat
est prise de douleurs atroces, généralisées à tout l'abdomen ; se
baigne le lendemain et à partir du 4ᵉ bain ne ressent plus rien.
L'écoulement catarrhal revient plus abondant et se tarit presque
au départ.

3° Mme L. (Lot-et-Garonne), 35 ans, mariée à 22, 2 enfants nés
l'un à 8 mois, l'autre à 8 mois 1/2; maladive pendant son enfance,
réglée à 16, très peu, chlorotique. Souffre du ventre depuis 7 ans
environ ; son premier accouchement fut laborieux, le travail dura
pendant 2 jours. Reste alitée pendant une dizaine de jours, pas de
lochies sanguinolentes, lochies purulentes pendant un mois. A
dater de ce jour, l'abdomen fut très sensible, mal dans les reins et
dans les cuisses. Nouvelle grossesse 8 mois après, cystite pendant
tout le cours de celle-ci; accouchement à 8 mois 1/2, travail une
nuit. Rien de particulier dans les suites de couches; les douleurs
abdominales des reins et des cuisses n'ont fait qu'augmenter.
Depuis 3 ans, lypothymies fréquentes ; jusqu'à il y a 6 mois, elles
étaient très prononcées et très longues. Tous les moyens mis en
œuvre étaient impuissants pour faire reprendre, à la malade, ses
sens. Le réveil était lent. Dans ces derniers 6 mois, ces lypothymies reviennent à chaque instant et sous le moindre prétexte. Mme
L. les fait avorter quelquefois en se couchant. Cette diminution
dans leur intensité était due au traitement institué contre la

métrite (cautérisations, etc...); les douleurs abdominales s'étaient amoindries quand, le 29 juin, la période menstruelle finissant, elles apparurent avec une recrudescence progressive jusqu'au 5 juillet. Le 7 juillet arrivée à Ussat. L'aspect des organes n'offre rien de spécial; ramollissement du col qui est très violacé, suintant, sans granulations ni ulcérations; culs de sac libres; pas d'empâtement. Cependant à l'introduction du speculum, quand celui-ci a été au contact du col, une crise s'est déclarée, caractérisée par de la douleur abdominale profonde, des étouffements et une obnubilation complète de la vue. Les sens allaient être repris, lorsqu'une nouvelle crise succède à la première; il y a maintenant de la constriction à la gorge et devant nous se développe une crise hystériforme à tendances syncopales.

Après 20 jours de traitement, la malade ressent une faiblesse plus grande qu'à son arrivée, mais ajoute que, malgré cela, les syncopes ne la menacent pas, alors qu'elles auraient été presque continuelles autrefois. L'abdomen n'est plus sensible et la marche qui, depuis 2 ans, était absolument impossible est supportée aujourd'hui, même prolongée. Mme L. peut passer toute une après midi en promenade. Les nouvelles que nous en avons eues quelques mois après sont excellentes.

4° Mme R. (Aude), 38 ans, mariée depuis 14 ans, 3 enfants, un avortement à 3 mois, rougeole à 7 ans, réglée à 14, bien, sauf une migraine légère la veille des règles qui durent 2 jours. Il y a 2 ans, avortement à 3 mois par ingestion médicamenteuse, expulsion de l'œuf complet, hémorrhagie pendant 8 jours. Dès cette époque, a des douleurs continuelles dans les reins, l'hypogastre avec envies fréquentes d'uriner, le tout s'exaspérant à l'approche du mois qui avance de 5 à 6 jours. Troubles nerveux concomitants caractérisés par de l'insomnie, bourdonnements d'oreilles, éblouissements, vertiges, peur du monde, lypémanie, envie de mourir et idées de suicide, amnésie, affectivité complètement émoussée, — à l'examen : endométrite, granulations et ulcérations sur les deux lèvres du col violacé, induration à la lèvre supérieure. Col en arrière, utérus en antéversion, ventre très sensible de chaque côté au palper et au toucher, — amélioration presque complète après le traitement; revient l'année suivante absolument guérie, sans intervention dans l'intervalle.

5° Mme E. (Ariège), 41 ans, mariée à 24 ans, bien réglée, 4 enfants, le dernier il y a 8 ans. Cet accouchement fut suivi de pelvi-péritonite grave qui retint la malade un an au lit; marche impossible depuis, provoquant de trop violentes douleurs abdominales et lombaires. Collection purulente à gauche. Fit une cure à Ussat; il en résulta une amélioration très grande dans son état, revient presque chaque année. Actuellement, douleurs fréquentes dans les reins, aménorrhée pendant 6 ou 8 mois, puis

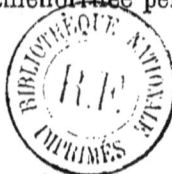

2*

menstruée 3 ou 4 fois avec quelques douleurs légères et des taches ecchymotiques dans les membres inférieurs. Quand nous voyons Mme E., les règles sont absentes depuis 6 mois ; petite ulcération du col, celui-ci est dirigé en haut, le corps en rétroversion avec des adhérences à droite et en arrière. — Retour des règles à la fin du traitement sans douleur.

6° Mme M. (Narbonne), 30 ans, mariée à 22, réglée à 13, régulièrement, dysménorrhée. 4 mois après son mariage, avortement de 2 mois 1/2 ; un an après, accouchement à terme, travail 24 heures, forceps ; le second accouchement, 4 ans plus tard, normal. Au lever, abdomen très douloureux surtout à droite ; retard dans les règles de 2, 3, 4 jours, durant 6 ou 7 jours, l'écoulement se faisant à 2 reprises ; douleurs dans le ventre et les reins avant leur apparition. Phénomènes nerveux réflexes très fréquents, irradiations des douleurs du ventre à l'estomac, étouffements, migraines, entérite muco-membraneuse. Coloration normale du museau de tanche, 2 petits kystes, un sur chaque lèvre ; à l'orifice externe, la muqueuse saigne au moindre contact. Col en arrière, corps en antéversion, ovaire droit sensible au palper, endométrite. — La malade rentre chez elle dans d'excellentes conditions, il n'y a plus aucune douleur ni à l'ovaire ni à l'hypogastre, plus d'étouffements. Revient l'année suivante enthousiasmée de sa cure précédente et en parfait état de santé.

7° Mme A. (Toulouse), 55 ans, veuve, mariée à 20 ans, un fils de 34 ans. Réglée à 11 ans, toujours bien, n'a jamais été malade, quelquefois epistaxis précédant les règles. Il y a un an, ménopause ; depuis 4 ou 5 mois, plus de pertes de sang, en revanche pertes blanches très abondantes et parfois rosées. Ulcération à droite, col effacé, très mou et en arrière ; corps très mou aussi et un peu mobile ; écoulement couleur lie de vin, catarrhe fétide. — Pendant le traitement, douleurs abdominales disparues, de même qu'une grande lassitude dans les jambes. L'écoulement devient sanguinolent et plus abondant, ensuite ses caractères changent, il est plus glaireux, blanchâtre, et à la fin du traitement est à peu près tari. Avait subi quelque traitement sans résultat et part d'Ussat ne pouvant croire aux effets si salutaires des eaux et répétant, quoique cela, que son imagination ne pouvait jouer aucun rôle dans cette circonstance. Nouvelles excellentes quelques mois après ; n'a pas été revue.

8° Mme D. (Tarn), 33 ans, 2 enfants, douleurs continuelles dans le ventre, ménorrhagies, leucorrhée très abondante devenant rosée parfois ; anémiée, entérite muco-membraneuse, état nerveux très prononcé, attaques d'hystérie très rarement, survenant après une émotion violente. Granulation du col, utérus en latéroversion droite très mobile, endométrite. S'en va d'Ussat n'éprouvant plus aucune souffrance et nous fait part, quelque temps après, d'une grossesse au début qu'elle conduit à bon terme. N'a pas été revue.

9° Mme S. (Montauban) , 22 ans, mariée depuis 18 mois, sans enfants; réglée à 14 ans, toujours bien. Infection gonococcique aiguë pour laquelle elle a été traitée au lit pendant 6 mois. Métro-salpingite avec empâtement considérable à gauche. Douleurs abdominales si intenses que la jeune femme ne peut faire que quelques pas, à la condition de s'appuyer sur le bras de son mari. N'a pas été examinée avant son départ, mais pleurait de joie en constatant qu'il lui était permis de parcourir une assez grande distance pour se rendre au bain, toute seule, et qu'elle pouvait faire quelques petites promenades sans ressentir la plus petite douleur et la moindre fatigue.

10° Mme D. (Narbonne), 24 ans, mariée depuis 1 an 1/2 environ ; voyage de noces très accidenté, hémorrhagie notable. Depuis souffre du ventre, malgré un traitement médical assidu et très bien conduit, tempérament fortement strumeux, adénites cervicales suppurées, ablation d'un ou deux ganglions. Col mou, utérus sensible, empâtement considérable de la fosse iliaque droite, sans fièvre. Le retentissement de l'infection utérine a dû lentement se produire sur le parametrium pour que la suppuration ait été évitée. Masse ganglionnaire à la région inguinale provoquant, par la compression, des élancements sur le trajet du nerf crural. Suit à Ussat un traitement thermal et voit ses douleurs abdominales disparaître peu à peu. La fosse iliaque droite est plus libre et on peut s'assurer que la résorption des exsudats se produit. Une seconde cure avait été conseillée dans le courant de la même année (1898) ; n'a pas été revue.

11° Mme D. (Dordogne), 28 ans, 2 enfants, a déjà été soignée pour une métrite qui s'accompagne de rétroversion et d'un certain degré de prolapsus; a des tiraillements à l'hypogastre, dans les reins, qui empêchent la station debout et la marche. Fait une cure en 1897 dans de très mauvaises conditions, ayant été obligée, durant son séjour à nos bains, de soigner un jeune enfant malade et de passer plusieurs nuits à son chevet. Malgré cela, rentre chez elle améliorée et revient l'année suivante en nous disant que, depuis son premier traitement, elle n'a plus rien ressenti. Guérison complète, guérison du prolapsus.

Il nous serait facile de multiplier les exemples des résultats heureux obtenus, dans la métrite, par un traitement thermo-minéral à Ussat. Nous avons pris les observations précédentes au hasard, sans aucun choix. Nous ne pourrions, d'ailleurs, que répéter ce qui déjà a été dit par nos prédécesseurs et répandu par les malades elles-mêmes qui en avaient retiré une guérison certaine.

Hémorrhagies.

On obtient aussi la guérison des hémorrhagies soit actives, soit passives de l'utérus. En voici la preuve :

1° Mlle R. (Aude), 17 ans ; chorée à 10 ans, réglée à 13, pendant 5 ou 6 mois régulièrement. Suppression temporaire des règles, apparition de taches purpuriques dans les membres inférieurs, avec gonflement des genoux et des articulations tibio-tarsiennes. Depuis 6 mois environ, hémorrhagies presque continuelles, parfois très abondantes, avec caillots et quelques douleurs. Traitée par l'ergotine, le fer, les bains froids, l'amélioration était passagère jusqu'à la prochaine menstruation, qui durait un mois et quelquefois un mois et demi. De nouveau soumise à l'ergotine, la métrorrhagie s'était suspendue pour reparaître à Ussat, provoquée, sans aucun doute, par les fatigues du voyage. Rien au cœur, teint pâle, migraines précédant la période menstruelle, point douloureux dans la région dorsale au niveau des dernières vertèbres. Arrêt de l'hémorrhagie par le traitement hydrominéral seul, n'a rien perdu pendant son séjour à Ussat. N'a pas été revue.

2° Mme B. (Barcelone), 53 ans, 4 enfants, obèse, fort bien réglée et n'ayant jamais rien présenté de particulier du côté de l'abdomen. Il y a 3 ans, survient chez elle une hémorrhagie au moment de la ménopause, qui dura pendant des mois et des mois. Traitements médicaux impuissants ; on se décida pour un curettage, qui amena la suspension de l'hémorrhagie pendant 3 mois, laquelle reparut avec la même abondance qu'auparavant. Nouveau curettage, qui donne le même résultat que le premier. Un an après, sur les conseils d'un vieux confrère espagnol, vient à Ussat et y trouve une guérison persistante qui ne s'est pas démentie depuis l'année 1896. Il n'y a eu, dans l'intervalle, qu'une très légère hémorrhagie d'une durée de 10 jours environ.

3° Mlle D. (Ariège), 50 ans, epistaxis fréquentes, hémorrhoïdes fluentes en 1897. Ressent, à la suite, une pesanteur à l'anus et perd quelquefois de ce côté une petite quantité de sang. Depuis quelques mois, métrorrhagies abondantes qui ne contribuent pas à colorer le teint cireux de la malade. Vient à Ussat sur les conseils de son médecin, très peu rassurée sur le résultat de sa cure hydriatique, se baigne, perd pendant le premier et le deuxième jour et ne voit plus, dès ce moment, une seule goutte de sang sortir à la vulve. En une quinzaine de jours, son appétit revient avec ses forces et répond, 5 mois après son traitement, que ses pertes ont cessé.

4° Mme A (Toulouse), 42 ans, 2 enfants, de forte corpulence ; hémorrhagies continuelles depuis 2 ans ; vient à Ussat à l'instigation d'une de ses amies et se baigne sans enthousiasme, mais régulièrement ; est très surprise, au bout de quelques jours, de voir son écoulement s'arrêter, sans récidive. Donne de ses nouvelles ; ses règles ont repris leur cours normal.

5° Mme B. (Toulouse), 40 ans, pas d'enfants, a eu de la péritonite il y a 20 ans environ, à la suite de son voyages de noces. Métrorrhagies considérables depuis 7 ou 8 ans, provoquées par un volumineux fibrôme, qu'elle ne veut pas faire opérer ; se montre très sceptique à l'égard des eaux et doit reconnaître que ses règles sont dorénavant plus courtes et que les douleurs abdominales sont à peu près éteintes.

6° Mme R. (Ariège), 38 ans, pas d'enfants, pertes continuelles ; depuis un an a subi plusieurs traitements médicaux sans résultat. L'état local n'a pas été reconnu, la malade s'étant refusée à un examen ; mais rentre chez elle guérie et désormais débarrassée de ses pertes. Revient l'année suivante sans aucun besoin.

Epilhélioma. — Pareil résultat s'est produit dans deux cas d'épithélioma ulcéré du col, avec fongosités Chez deux malades atteintes de kystes de l'ovaire, une amélioration a été notée ; le plus gros d'entre eux a subi une diminution de 35 centimètres dans sa circonférence.

Déplacements utérins.

Nous ne laisserons pas passer sous silence les modifications apportées dans les déplacements utérins constitués par de la rétroversion. Une distinction est nécessaire :

1° Les cas où la rétroversion s'accompagne d'une augmentation de volume et de poids de l'organe, déplacement qui est la conséquence d'un état purement phlogmasique, survenant chez des femmes à tempérament lymphatique, dans le neuro-arthritisme. Il est assez curieux d'analyser les phénomènes qui se succèdent en cette occurrence. Les malades ont tout d'abord ce que l'on appelle une saignée blanche, c'est-à-dire un écoulement catarrhal d'une abondance extrême. Il existe, en même temps, et d'une façon presque continuelle des sensations douloureuses dans l'hypogastre, et les femmes qui ont eu des enfants comparent volontiers ces sortes de coliques aux tranchées utérines qui suivent leurs accouchements. A tel point que beaucoup d'entre elles, escomptant une guérison plus ou moins rapide ou, du moins, l'atténuation instantanée des phénomènes douloureux pour lesquels elles viennent se traiter, ne parlent que de rentrer dans leur foyer, plutôt que de continuer une cure qui ne leur donne aucun soulagement. Cependant chez trois de nos malades nous avons pu constater la réduction du prolapsus utérin et chez l'une d'elles, quatre mois après, le redressement de l'organe était tel qu'on trouvait presque de l'antéversion.

2° Quand la rétroversion accompagne un état général profondément anémié, quand elle est, en un mot, un épiphénomène de la neurasténie avec ptoses viscérales, ce que Zubé appelle les déséquilibrés du ventre, le traitement balnéaire est à peu près impuissant. C'est l'hydrotérapie seule (associée plus ou moins à l'électricité), qui peut donner quelques bons résultats. Dans ces cas, les douches chaudes ou froides, locales ou généralisées, doivent être employées ; il n'y a qu'elles et toute la série des reconstituants pour avoir une action efficace sur les ligaments dont la contexture est par trop relâchée.

Jusqu'ici nous n'avons eu en vue que les simples déplacements ; c'est l'organe tout entier qui est en rupture d'équilibre. Si cet organe vient à se fléchir sur sa face antérieure ou postérieure, on peut encore espérer quelque succès quand on n'est pas trop éloigné du début de la flexion. Mais si un certain degré de sclérose s'est produit au niveau de la coudure, nous croyons qu'un traitement ne saurait ni ne pourrait obtenir la réduction de la flexion. On ne peut demander aux eaux minérales plus qu'elles ne peuvent donner.

Interventions sur l'utérus.

Leur utilité est encore reconnue dans le traitement des suites éloignées des interventions pratiquées sur l'utérus. Nous avons remarqué que le curettage ne supprime pas toujours les névralgies pelviennes, qu'il amène quelquefois la suppression des menstrues et favorise la production d'une obésité précoce. Notre observation porte sur quatre cas de ce genre. On notait encore de la céphalée, une douleur contuse au niveau des reins, troubles vaso-moteurs à la face et à la région dorsale, une très grande lassitude générale, en somme de la neurasthénie d'origine utérine. Tous nos cas ont été guéris par une cure à Ussat.

Bien plus graves sont les troubles présentés par les hystérectomisées. La castration féminine a sur l'organisme un retentissement tel que souvent elle donne lieu à des accidents nerveux redoutables, sans épargner l'état mental. Cette question a pris aujourd'hui une grande importance, en rapport direct avec le chiffre toujours croissant de ces opérations. Elle a inspiré, dans ces dernières années, de nombreux travaux. C'est la meilleure façon de réagir contre la manie opératoire qui a régné dans la chirurgie contemporaine. Tuffier pouvait dire dans une de ces leçons : « Il n'est pas d'intervention à propos de laquelle on ait commis plus d'abus. D'ailleurs, les succès opératoires ne sont pas toujours ce que les statistiques tendent à les faire croire. Quand à moi, je considère comme un devoir de n'intervenir que très rarement. » Régis a constaté un cas de folie consécutive à une ovario-salpingectomie ; Terrillon, Second, Jayle, Siredey, Gallois, sans parler des auteurs étrangers, ont écrit beaucoup sur les troubles mentaux chez les ovariotomisées ; la discussion récente qui s'est élevée au sein de la Société de chirurgie sur l'oblation de l'utérus et de ses annexes montre tout l'intérêt qui s'attache à cette question.

1° Mme X., (Gironde), 40 ans, opérée il y a six mois d'un volumineux fibrôme, datant de 17 ans environ, et qui l'avait plongée dans une cachexie extrême. Vient à Ussat pour traiter son état nerveux consécutif à l'opération. Cette dame a des nausées continuelles, comme si elle était enceinte, sans vomissements. Tous les soirs en se couchant survient un phénomène assez curieux. Dès qu'elle ferme les paupières pour s'endormir, quelque chose de vague passe devant ses yeux avec la rapidité de l'éclair et progressivement le nez, les membres et le tronc se refroidissent et sont couverts de sueur froide. Mme X. a conscience de ce qui se passe, mais ne peut faire le moindre mouvement. Peu à peu, après quelque révulsion, tout rentre dans l'état normal. La crise a duré trois quarts d'heure. Pendant son séjour à Ussat, la malade a vu cesser les nausées, le teint terreux qui la recouvrait, comme d'un masque, a disparu ; les crises ont été en s'éloignant de plus en plus et la guérison parfaite s'est maintenue.

2° Mme S. (Aude), hystérectomisée ; opérée un an auparavant présente un état mental assez troublé : amnésie, lypémanie, pleurs et idées de suicide qu'elle a essayé, maintes fois, de mettre à exécution. Revient plusieurs années. Guérie après un seul traitement.

3° Mme E. (Basses-Pyrénées) ; opération datant de quinze mois environ ; bouffées de chaleur, état neurasthénique, lypémanie qui a pour point de départ l'ablation de ses organes génitaux internes et la suppression de la fonction qui s'y rattache. Revient guérie l'année suivante.

DEUXIÈME GROUPE.

Affections nerveuses.

Nous aurions pu faire rentrer les derniers faits que nous venons de rapporter dans le cadre de ce chapitre. Il nous a semblé préférable de suivre l'ordre que nous avons adopté en raison de la cause qui se rattache à leur production, ne voulant envisager ici que les affections de nature purement nerveuse, n'ayant pas comme origine un traumatisme opératoire quelconque.

Nous distinguerons :

1° Les lésions du système nerveux périphérique ou central (névrites, etc.) ;

2° Les névroses ;

3° Les lésions cutanées (névrodermites, trophonévroses).

Névralgies, névrites.

Par leur action sédative, les eaux d'Ussat doivent intervenir contre les douleurs névralgiques si tenaces et d'origine si diverse, produites par une inflammation du tissu propre du nerf ou une inflammation de voisinage. Nous ne nous étendrons pas sur la guérison des sciatiques nombreuses que l'on voit tous les ans à Ussat. Ce sont, pour ainsi dire, des observations banales pour nous, aussi bien que de pratique courante, quelle que soit la date d'apparition de la maladie. Une femme, souffrant de sa sciatique depuis un an, qui était obligée de se plier en deux pour marcher, est repartie guérie.

Une amélioration sensible eut lieu dans un cas de névralgie trifaciale et dans un cas de névralgie ophtalmique consécutive à un zóna de la même région. Cela ne doit pas nous surprendre puisque, comme le dit si bien le docteur Bonnans, leur siège ne permet pas l'action directe des eaux sur elles.

Chez une de nos clientes, une névralgie abdominale a été radicalement supprimée. La douleur ne correspondait à aucun territoire anatomique ; elle n'était pas adéquate à la sphère de distribution des rameaux nerveux de cette région. Malgré la sensibilité cutanée, c'était probablement une de ces algies si fréquentes, à siège invariable, avec des paroxysmes qui n'avaient aucun retour périodique, et qui résistait depuis longtemps à la thérapeutique la mieux appliquée. Il n'y avait chez cette malade aucun stigmate neurasthénique. La strume avait laissé de vieilles cicatrices dans la région cervico-maxillaire.

Dans la paralysie agitante nous avons noté la disparition de la chaleur cutanée ; un jeune homme de 28 ans, atteint de sclérose en plaques, a pu marcher plus facilement et avec plus d'assurance. Une fillette de 9 ans, ayant une maladie de Little, de type médullaire, a vu les contractures s'atténuer et ses talons (le pied était en varus équin), atteignaient presque le sol.

Toujours dans la sphère des contractures, Ussat donne de bons résultats dans l'hémichorée post-hémiplégique. L'action des eaux est manifeste dans les cas de congestion cérébrale, ainsi que nous avons pu l'observer dans deux cas. Une malade atteinte de manie albuminurique a obtenu un calme complet.

Névroses.
Hystérie. — Chorée. — Goître exophtalmique.

Dans le domaine de l'hystérie nous avons été témoin de faits très intéressants :

1° Chez une jeune femme, mère de famille, il existait depuis environ 3 ans de l'aphonie partielle, par suite de contracture très probable des muscles crico-thyroïdiens. Elle ne pouvait à certains moments parler qu'à voix basse ; si on voulait lui faire élever la voix, elle était prise immédiatement de toux convulsive, avec quintes coqueluchoïdes très prolongées et reprise très difficile. Cet état fort gênant pour elle et pour sa famille ne fut suspendu qu'une quinzaine de jours par l'hypnotisme, pour reprendre avec tous ses caractères. L'aphonie commençait le matin, durait jusqu'au soir 7 heures, cessait la nuit pour réapparaître le lendemain matin. On remarquait en même temps une impressionabilité extraordinaire. En recherchant les points hystérogènes ou hypnogènes, nous provoquions, au moindre contact, la toux avec les quintes que nous avons décrites. L'examen des organes génitaux ne put pas être fait. Un traitement balnéaire fut quand même institué et nous devons dire que, 8 jours après, l'aphonie subit quelques modifications ; elle ne durait que de 7 heures du matin à 11 heures, et finalement ne se reproduisit plus dans les derniers jours de la cure.

2° Mlle F. (Pyrénées-Orientales), 47 ans, a toujours joui d'une santé excellente. Réglée à 13 ans et toujours régulièrement, sans interruption. Les antécédents héréditaires manquent, un frère et une sœur qui se portent bien. Il y a 2 ans, à la suite de menaces, fut prise de crises nerveuses qu'elle affirme n'avoir jamais eues jusque-là. Les crises ne s'annoncent pas, elles arrivent subitement, n'importe à quelle heure, et s'évanouissent au bout de dix minutes. Pendant la première année, il n'y en eut que 3 ; dans le courant de la deuxième, elles avaient lieu tous les mois ou tous les 45 jours. Selon le témoignage de personnes qui ont assisté à une de ces attaques, la malade ferait, avant de tomber, 2 ou 3 tours sur elle-même ; puis des tremblements secouent tous ses membres, qui se raidissent, et sur la fin restent inertes ; céphalalgie au réveil. Mlle F., pendant son traitement, vit ses crises augmenter de fréquence ; il s'en produisit au moins une chaque jour pendant les 8 ou 10 premiers jours, s'espacèrent ensuite, pour la quitter définitivement, ainsi que nous l'avons appris un an après.

Il ne faut pas perdre de vue l'hystérie infantile. Chaque jour, les médecins découvrent quelque nouveau méfait à mettre sur le compte de l'hystérie. Rien ne doit être négligé par les parents pour tâcher de prévenir ou d'atténuer la névrose de leur enfant. C'est à chaque instant que, de façon ou d'autre, ils ont à intervenir. Un traitement hydrominéral peut leur être quelquefois d'un très grand secours. Une fillette de 11 ans qui avait eu de la pseudo-méningite en retira de très bons effets. Les douleurs de tête qui avaient persisté furent calmées par les bains. Pareils résultats sont obtenus par les enfants qui ont un incessant besoin de remuer, de changer de place, qui ne peuvent s'astreindre à un travail intellectuel quelconque à cause du besoin de mouvement qui les anime sans cesse. Dans ces cas, la cure doit être renouvelée pendant quelques années.

Une autre maladie, dont les enfants sont fréquemment tributaires, est efficacement traitée par nos eaux : la chorée.

La pathogénie de la chorée est encore à déterminer, de même que son anatomie pathologique; les lésions trouvées à l'autopsie sont très diverses et, par ce fait, très discutées. Une école (G. Sée) a soutenu la nature rhumatismale de la chorée. Si cette conception était exacte, tout au moins au point de vue thermominéral qui nous occupe, les eaux sulfureuses auraient, sur cette maladie, une action déterminée et constante, comme dans les autres maladies d'essence rhumatismale. Mais il n'en est pas de même dans celle-ci, et plusieurs malades, pour ne citer que des faits tirés de notre pratique, sont venus calmer à Ussat une recrudescence dans le tremblement que les eaux sulfureuses ou le voisinage de la mer avaient suscitée chez eux.

Nous sommes de ceux qui pensent, avec Joffroy, Charcot et l'Ecole de la Salpêtrière, que la chorée est une névrose de croissance, une névrose cérébro-spinale d'évolution. Quant aux manifestations articulaires, il faut y voir des arthropathies spéciales relevant de l'essence même de la chorée, des arthropathies choréiques assimilables aux arthropathies myélitiques et, comme elles, sans doute d'origine spinale. Comme cause occasionnelle nous pouvons invoquer l'anémie dont sont atteints les sujets choréiques, de sorte que le système nerveux, n'étant plus modéré en raison de l'insuffisance même de la nutrition, va donner naissance au trouble moteur sous l'influence du moindre choc.

Si nous acceptons cette hypothèse, si nous considérons la chorée comme une maladie d'évolution, force nous est d'admettre son traitement par les eaux minérales indéterminées. Et d'ailleurs l'expérience est venue confirmer la théorie. Nous n'avons pas vu un seul cas de chorée vraie, quelle qu'en ait été la durée, qui soit partie d'Ussat incomplètement guérie. Il n'est pas permis d'invoquer dans tous les cas une coïncidence. Si nous faisons appel à la longue pratique du docteur Bonnans, il nous dira que «la guérison est la règle, l'insuccès l'exception», puisqu'il a noté seulement trois insuccès sur 80 malades. Sur une dizaine de cas traités, nous n'avons échoué que chez un jeune garçon de 8 ans, portant des stigmates de dégénérescence et ayant eu de la myélite dans le courant de la première ou de la deuxième année qui a suivi sa naissance. Le membre inférieur droit offrait un certain degré d'atrophie musculaire et le pied légèrement en équinisme.

Nous ne rapporterons que deux observations intéressantes, l'une par sa durée, l'autre par la localisation du tremblement.

1° Mlle R. (Ariège), 23 ans. Antécédents héréditaires : mère morte des suites de couches, père mort à 55 ans d'arthropathies spécifiques. La jeune fille présente du strabisme, elle a eu la chorée à l'âge de 10 ans, depuis lors a été chloro-anémique, mais n'a jamais eu de douleurs articulaires. La menstruation n'est pas encore établie ; on trouve aussi d'autres caractères d'infantilisme. Il y a quelques mois, la chloro-anémie s'est accentuée, la constipation est devenue très opiniâtre, et à la suite, pendant 3 jours, est survenue une diarrhée abondante avec selles chaque 10 ou 15 minutes, la nuit et le jour ; amaigrissement très notable succédant à cette indisposition ; quelques tremblements sont apparus dans les membres, la parole est devenue embarrassée et actuellement la langue ne peut être maintenue en place. Tous les phénomènes se sont accentués. La salivation est excessive, insupportable, surtout la nuit ; le sommeil est impossible, la malade est très agitée et se met, tantôt en long, tantôt en travers, dans son lit. L'amaigrissement a fait des progrès rapides, l'alimentation n'est pas possible et le tremblement dont le corps est animé, dans son ensemble, oblige les parents à lui couper la chevelure, qu'il est impossible de soigner depuis quelque temps. La température est de 36°, 6, le pouls a 76-80, pas de lésion cordiaque, pas même un affaiblissement du premier bruit. Tel est l'état dans lequel la malade arriva à Ussat, où son traitement dût être interrompu par suite des inondations de 1897. Il n'empêche qu'un traitement de 17 jours, avec balnéation régulière, la guérit de sa chorée.

2° Mme d'A. (Paris), 46 ans, veuve depuis 12 ans, sans enfants, se plaint d'un agacement général, surtout sous l'influence des variations atmosphériques. Elle ressentait, il y a quelque temps, des mouvements involontaires dans les mâchoires ; aujourd'hui, c'est sa langue qui la gêne le plus. Elle éprouve un besoin incessant de la sortir de la bouche pour apaiser une chaleur intense, comme une brûlure superficielle. Le goût est normal ; a toujours eu des tics, quelques nodosités dans les doigts ; bien réglée. Cette chorée de la langue a insensiblement diminué d'intensité pendant le traitement ; un mois encore après être partie d'Ussat, Mme d'A. ressentait comme des faux pas, un embarras passager de la parole, tout cela avait définitivement disparu le mois d'octobre suivant. La malade est revenue faire une seconde cure sans besoin, enchantée d'avoir pu reprendre sa vie dans le monde dont elle était obligée de se tenir éloignée, malgré le grand chagrin que lui causait cette quasi-réclusion.

Nous avons l'heureux privilège d'ajouter à l'actif des eaux d'Ussat la guérison du goître exophtalmique, aucun de nos confrères, à notre connaissance, n'en ayant jamais publié d'observation. Nous en avons traité 7 cas, dont un invétéré.

1° Mme F. (Ariège), 45 ans, 2 enfants, vient nous consulter pour une sensation de vacuité dans la tête, de l'insomnie, bourdonnements d'oreilles, palpitations cardiaques douloureuses (le cœur soulève la paroi thoracique). Le pouls est à 120, le lobe droit du corps thyroïde est apparent comme un gros œuf de poule, exophtalmie avec teinte subictérique de la conjonctive et de la face, pas de ptose viscérale, faiblesse générale très grande, règles régulières, leucorrhée abondante. — Tout d'abord l'insomnie disparaît, la malade mange de meilleur appétit, reprend ses forces, le corps thyroïde diminue, de même que l'exophtalmie, les palpitations persistent encore. Mme F. passe un excellent hiver, revient l'année suivante calme et sans aucun trouble manifeste du côté des organes que nous avons signalés. La maladie a débuté il y a une dizaine d'années.

2º Mme F. (Tarn), 25 ans, pas d'enfants, réglée à 15 ou 16 ans, très peu avec un retard de 2 ou 3 jours, anémique. Mariée à 22 ans, suppression des menstrues pendant 4 mois, douleurs très violentes à leur retour, se surmonte pour éviter de s'aliter. Jusqu'à il y a 8 mois environ même état, alors fatigue considérable en donnant ses soins, pendant 4 mois, à une sœur malade. Faiblesse dans les jambes, douleurs continuelles dans le bas-ventre s'accentuant par la fatigue et à l'approche des règles ; maux d'estomac, migraines fréquentes, entérite muco-membraneuse. Lobe droit du corps tyroïde développé, pouls à 120-125, yeux très saillants, ne peut pas clore complètement les paupières, dort les yeux entr'ouverts, suffocations pénibles pendant la digestion. — Le traitement, au bout de 10 jours, supprime l'exophtalmie (les yeux se ferment pendant le sommeil), les suffocations, les palpitations ; le pouls descend à 80 et le lobe droit a la dimension d'une petite noix. Il ne reste plus rien au bout de trois semaines.

3º Mlle M. (Ariège), peu réglée ; névralgie dans la région temporo-occipitale droite, manque d'appétit, de sommeil ; constipation opiniâtre. Teinte subictérique des conjonctives, exophtalmie, lobe droit du corps thyroïde comme un œuf de pigeon, pouls à 120. — 5 jours après, pouls à 74, corps thyroïde s'efface, le sommeil est bon, l'appétit et les selles se régularisent. Au 20e jour, tout est dans l'état normal et s'y est maintenu, car nous avons revu la malade à plusieurs reprises.

4º Mme S. (Toulouse), 28 ans, 2 enfants, très agacée depuis 2 ans. En 1897, regard dur, exophtalmie, corps thyroïde très développé à droite, caractère inquiet, irascible ; pouls à 135-140. Très améliorée. Revient l'année suivante et repart guérie.

5º Mlle N. R. (Ariège), 19 ans, réglée à 16 ans, bien pendant 3 jours ; depuis 2 ans, maux d'estomac, eut alors de l'aphonie, pendant 2 mois 1/2, qui disparut brusquement. Cet hiver de nouveau, maux d'estomac, vomissements, règles peu abondantes et pâles. Palpitations de cœur, cou gros à droite, pouls à 100, conjonctive jaunâtre, regard dur, exophtalmie ; ecchymoses dans les membres inférieurs se produisant sans motif. Fait un traitement de 20 jours à Ussat avec un plein succès.

6º Mme B. (Tarn), 30 ans, 3 enfants, bien portante jusqu'à il y a 2 ans. Depuis, violents chagrins, insomnie, digestion pénible, constipation. Palpitations cardiaques, douleurs dans la région précordiale s'irradiant dans l'épaule gauche, constriction thoracique ; crises quotidiennes ; exophtalmie, corps thyroïde pas apparent, conjonctive subictérique, pouls à 110, névralgies temporo-pariétales. La malade est débarrassée de tous ces malaises à son départ d'Ussat.

7° Mme Z. (Haute-Garonne), 32 ans, vient avec le diagnostic de goître fruste, manquait le développement du corps thyroïde comme dans le cas précédent; est repartie guérie après trois semaines de traitement.

Tous ces faits de guérison de goître exophtalmique sont maintenant à l'ordre du jour, puisque des discussions s'élèvent sans cesse, au sein des sociétés savantes, sur la pathogénie et le traitement de cette névrose. Le dernier perfectionnement qu'ait trouvé la chirurgie est la résection bilatérale du sympathique cervical, répondant en cela à la théorie qui place l'origine de cette affection dans les ganglions cervicaux du grand sympathique, principalement dans le ganglion inférieur (Abadie). La chirurgie elle-même se charge de détruire cette théorie, ou, du moins, d'en saper la base sérieuse. « On n'a jamais trouvé de lésions dans le sympathique et on ne peut le regarder comme le coupable. Il est probablement l'intermédiaire entre le *primum movens*. » (Gérard Marchant). Le résultat obtenu par ce genre de maladies à nos eaux concourt à justifier l'idée de névrose.

Nous soumettons simplement les lignes précédentes à l'attention de nos confrères, laissant les faits parler d'eux-mêmes et nous ne saurions trop les engager, avant d'adresser une malade au couteau du chirurgien, de lui faire essayer un traitement hydrominéral à Ussat. Leur attente ne sera pas déçue.

Affections cutanées.

Nous leur communiquerons également les réflexions que nous a suggérées la guérison d'un malade, porteur d'une affection cutanée, et qui vainement, depuis 3 ans, allait demander aux eaux sulfureuses sodiques le soulagement qu'il désirait.

D. avait, depuis 4 ans, des poussées d'eczéma érysipélateux du côté de la face, en même temps qu'une éruption folliculaire très confluente dans les membres inférieurs, avec des démangeaisons intolérables nuit et jour. Chaque poussée durait environ deux mois; elles avaient lieu deux fois, quelquefois trois dans le courant de l'année. Le malade était dans une exaspération impossible à décrire. Tous les traitements médicaux mis en usage demeuraient sans effet. L'arthritisme était manifeste et nous conseillâmes à notre client l'usage des eaux sulfureuses. Pendant trois années consécutives, une cure (une année deux fois dans la saison thermale) fut faite. *Jamais* il n'y eut le moindre signe d'atténuation dans les poussées; elles présentaient toujours les mêmes caractères d'intensité et de durée. Deux fois l'éruption survint pendant le traitement thermal. Un jour, le client nous demanda si les eaux d'Ussat ne lui seraient pas plus favorables. Nous lui répondîmes que notre expérience n'avait pas eu lieu de s'exercer encore à ce sujet, et, malgré nos conseils, il vint à Ussat. C'est donc une cure due au hasard que nous rapportons ici et nous garantissons formellement l'authenticité du résultat. Au niveau de la région inférieure de la jambe et du cou de pied droit persistait, consécutivement à la première atteinte, un certain degré de sclérose cutanée, sans œdème, qui augmentait les dimensions de cette partie du membre de 2 centimètres environ. Le malade avait dû abandonner toutes ses anciennes chaussures. Après 8 jours de balnéation, la peau devint plus lisse, plus souple, l'infiltration scléreuse s'était résorbée, et, au bout de 15 jours, les deux membres avaient repris les mêmes proportions. Durant l'hiver qui suivit cette cure, une seule éruption se manifesta, très fugace, discrète, qui dura 2 jours au maximum. Une seconde cure fut faite l'année suivante, et notre malade n'a jamais plus rien présenté d'anormal du côté de la face et des membres inférieurs. Nous le considérons comme guéri définitivement.

Les ulcères variqueux subissent aussi, sous l'influence de notre lymphe thermale, des modifications surprenantes. En quelques jours, ils sont cicatrisés, sans même que les malades aient besoin de garder le repos, qui fait le fonds rationnel d'un traitement ordinaire. Nous connaissons une dame, âgée de 50 ans, habitant la ville, qui se trouve dans ces conditions, et dont l'existence est assez sédentaire. On dirait qu'elle vient tout exprès à Ussat pour y faire de longues promenades et augmenter son mal. Pas du tout, elle ne laisse jamais traîner sa jambe.

Un cas de vitiligo, chez lequel nous n'avons pu trouver de cause manifeste, a été très sensiblement amélioré. Les plaques avaient repris une coloration vive et rosée et le dépôt pigmentaire qui existait tout autour commençait à

s'effacer. Aujourd'hui, c'est-à-dire 6 mois après le traitement, la peau ne présente plus aucune différence de
coloration. Le vitiligo est guéri.

Ce qui précède est pour répondre au docteur Bonnans,
qui s'exprime ainsi dans sa brochure : « Avant le docteur
Pilhes, des malades atteints de rhumatismes, de scrofule,
de dermatoses allaient vainement chercher à Ussat une
guérison impossible. » Nous admettons volontiers que
les rhumatisants et les scrofuleux n'ont rien à espérer des
eaux d'Ussat. En ce qui concerne les dermatoses, nous
nous élevons contre les assertions du docteur Bonnans.
Nos deux faits sont là pour corroborer notre opinion.
Nous avons observé et nous publions ces observations
sans la moindre velléité de charlatanisme. Nous disons
simplement ce qui est la vérité même.

Il est manifeste que les eaux d'Ussat agissent sur les
terminaisons nerveuses, dont les lésions se traduisent par
les lésions cutanées les plus diverses. Peu importe que la
cause efficiente soit l'infection ou le nervosisme, ou toute
autre cause que l'on voudra, microbes ou toxines qui
nous ramènent presque à l'ancienne conception humorale.
L'arthritisme figure d'une manière invariable à la pathogénie des maladies nerveuses ou cutanées. Certains
auteurs ont même créé le neuro-arthritisme Qu'est-ce à
dire ? Sinon que la véritable origine de ces affections est
toujours ignorée et qu'en clinique la diathèse est une
sorte de *deus ex machina* qui facilite la résolution du
problème, comme le géomètre qui, pour faire plus aisément sa démonstration, suppose le problème résolu.

Nous disions donc que, en agissant sur les terminaisons
nerveuses, nos eaux régularisaient l'influx nerveux périphérique et exerçaient une action salutaire sur les dermatoses ou, pour mieux dire, sur les névrodermites. Nous
nous croyons le droit de parler ainsi, car depuis quelques
années la classification des maladies nerveuses subit un
remaniement complet. Les entités morbides des anciens
auteurs sont sapées dans leurs bases fondamentales et
presque démolies. Le chapitre des névrites périphériques

prend une extension continuelle. D'ailleurs, n'est-il pas reconnu, généralement admis, que ces névrites se traduisent souvent par des lésions cutanées, de trophonévroses, comme dans la maladie de morvan, le mal perforant plantaire, etc.

Notre malade a été guéri ; le fait est indiscutable. Comment les eaux ont-elles agi sur lui ? Nous pensons que la sédation doit seule être invoquée, qu'elle seule, en rétablissant l'équilibre dans le territoire nerveux, a rétabli du même coup les échanges nutritifs normaux.

TROISIÈME GROUPE

Dyspepsies.

A vrai dire, les dyspepsies ne devraient pas être étudiées à part ; elles ne constituent pas des entités morbides et sont, la plupart du temps, secondaires. Souvent elles sont une conséquence des affections utérines ; il est rare, en effet, de trouver une métrite sans troubles gastriques ou intestinaux. C'est tantôt une action réflexe qui les provoque, tantôt une congestion active des organes pelviens, sous l'impulsion de la même cause qui a donné naissance au processus utérin. De sorte que, fréquemment, il arrive de voir la dyspepsie guérir en même temps que la maladie qui lui a donné naissance, et qu'il faut n'avoir en vue que celle-ci pour guérir celle-là.

Elle est de même concomitante des différents troubles nerveux ou névroses dont l'organisme peut être atteint, qu'il y ait suractivité ou épuisement de la cellule nerveuse. On trouve des estomacs ou intestins malades dans l'hystérie aussi bien que dans les états neurasthéniques ; c'est que l'altération des fonctions du système nerveux a un retentissement tout particulier sur des régions éloignées de l'organisme.

Les progrès de la chimie biologique, en donnant au médecin le pouvoir d'analyser les sécrétions des différents viscères, l'ont amené peu à peu à ne considérer, dans les

maladies de l'estomac, que les modifications du suc gas-
trique. De là sont sorties les hyper et hypochlorhydries,
l'anachlorhydrie (Hayem). On a fait abstraction du subs-
tratum, des parois stomacales, qui sont un tissu musculaire, vivant, par conséquent pourvues de vaisseaux et de
nerfs, on délaissait un peu trop l'état fonctionnel de l'estomac. Quelques auteurs (A Mathieu) sont en partie reve-
nus de leur premier emballement.

Laissant de côté tout ce qui a trait aux lésions organiques, nous distinguerons deux étapes dans la dyspepsie
nervo-motrice : 1° Par excès ; 2° Par défaut.

Les malades de la première catégorie comprennent
surtout les habitants des villes, animés constamment de
cette activité fiévreuse nécessaire pour subvenir aux
besoins de l'existence (soucis des affaires), ou pour suffire
aux obligations des relations mondaines (dîners, bals,
soirées, etc.). Cette tension nerveuse est souvent préju-
diciable au bon fonctionnement des organes, surtout des
organes digestifs.

La deuxième catégorie est consécutive très souvent à
la première, ne forme qu'un degré dans l'évolution de la
maladie, ou survient chez les personnes neurasthéniques,
dont le système nerveux n'a jamais été à la hauteur de la
tâche qui lui incombait. C'est affaire de tempérament,
dira-t-on.

Dans le premier cas surtout les résultats d'un traitement
à Ussat sont excellents.

Nous avons donné nos soins à des malades, envoyés à
nos eaux, ayant présenté tous les caractères d'une ulcération stomacale, avec ou sans hématémèses, et s'alimentant
depuis longtemps, exclusivement, par le lait. Nous ne
dirons pas qu'ils ont obtenu une guérison complète, mais
nous pouvons affirmer que, pendant le séjour aux bains,
ils ont pu abandonner impunément leur alimentation
exclusive pour adopter un régime commun, et cela sans
le secours d'aucun autre médicament. Cela ferait incliner
à penser que, dans la pathogénie de l'ulcère de l'estomac,
l'action nerveuse n'est pas à rejeter.

On peut employer les eaux en bains et en boisson ; elles ne fatiguent pas l'estomac. On doit cependant les boire avec mesure, car la clientèle d'Ussat est surtout faite de gasters capricieux. Elles sont laxatives sans occasionner de douleurs. Nous en avons fait l'expérience chez un malade qui avait eu, deux mois auparavant, une atteinte sérieuse de typhlite, et nous avons pu ainsi ramener chez lui la régularité des selles qui n'existait plus depuis cette époque. Dans un cas de gastro-entérite due à une intoxication saturnine, elles facilitèrent la digestion et arrêtèrent une ancienne diarrhée, qui fatiguait beaucoup le malade.

Que de choses nous resteraient à dire sur les eaux d'Ussat, si nous voulions passer en revue toutes nos observations ! Volontairement, nous avons omis l'épilepsie, la neurasthénie qui nous auraient entraîné dans de trop longs développements, malgré les résultats excellents que l'on obtient dans cette faiblesse irritable du système nerveux.

Nous n'avons pas la prétention d'en faire un remède universel comme ceux de la quatrième page des journaux. Simplement, scrupuleusement et aussi clairement que cela nous a été possible nous avons essayé de rapporter les faits de notre pratique. Nous avons cherché à en déduire quelques considérations qui nous ont paru répondre au but que nous nous étions tracé.

A ceux qui nous demanderaient de plus amples renseignements sur la manière d'agir des eaux d'Ussat ou qui auraient quelque doute sur les cas que nous avons mentionnés, nous répondrons en soumettant à leur attention bienveillante les résultats que donne l'emploi thérapeutique de l'électricité. Quelqu'un songe-t-il à refuser la moindre créance à ces résultats ? Pas le moins du monde. L'électricité est cependant efficace dans les maladies de l'utérus, du système nerveux, etc. ; elle essaye même de supplanter le bistouri dans le traitement des fibromyômes utérins (Apostoli). Et nous répèterons en terminant « qu'on peut admettre que l'eau minérale est dans un état électrique particulier ».   (Dʳ Linossier.)

FIN.

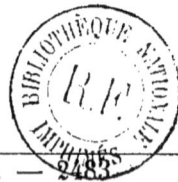

FOIX, TYPOGRAPHIE VEUVE POMIÈS. — 2483

Saison du 1er Juin au 30 Septembre

VILLA PAGÈS

MAISON CONFORTABLE

SPÉCIALEMENT RECOMMANDÉE POUR FAMILLES

www.ingramcontent.com/pod-product-compliance
Lightning Source LLC
Chambersburg PA
CBHW071407200326
41520CB00014B/3333

www.ingramcontent.com/pod-product-compliance
Lightning Source LLC
Chambersburg PA
CBHW071408200326
41520CB00014B/3340

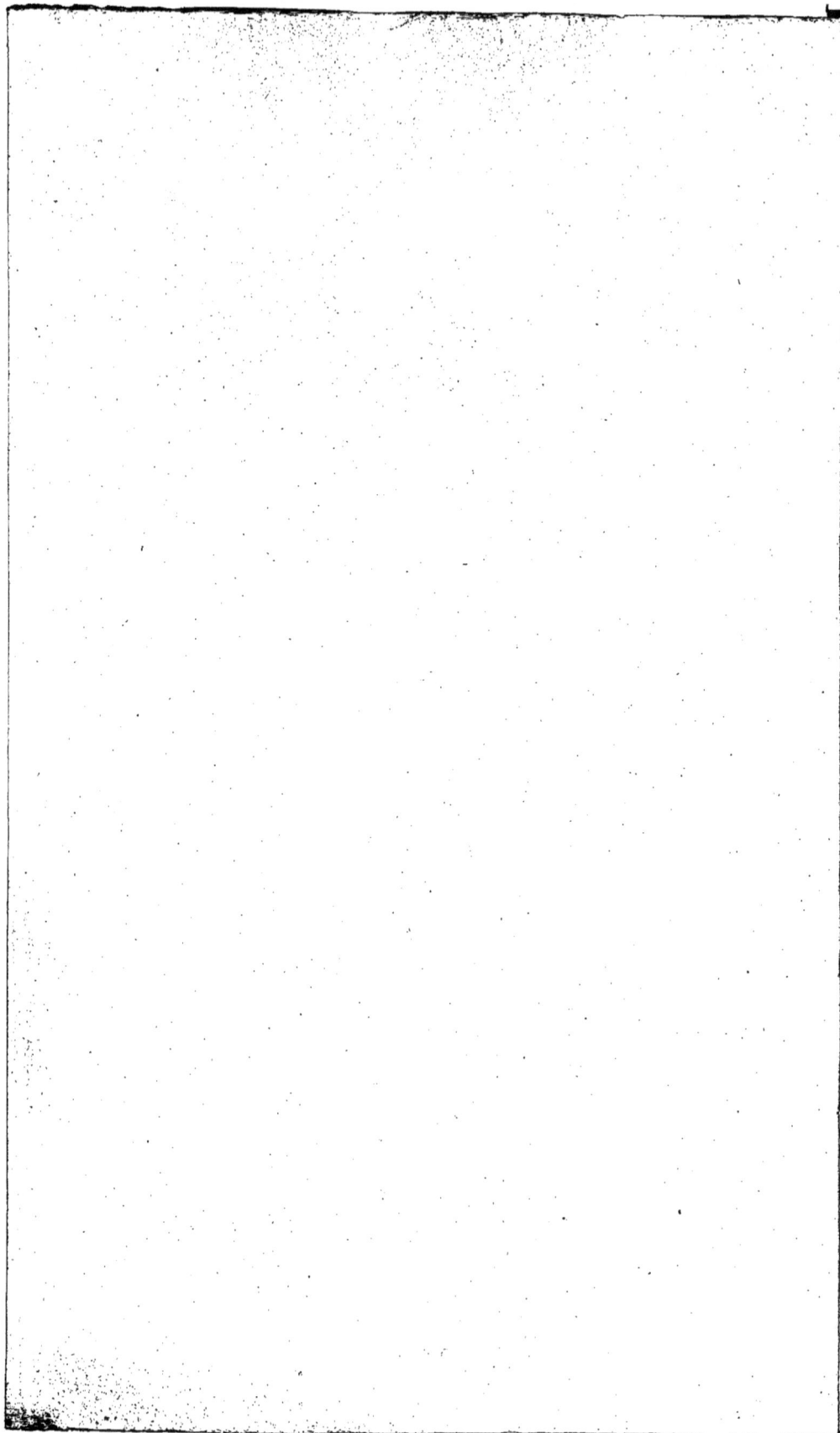

COURS D'INSTRUCTION SUPÉRIEURE

POUR LES

JEUNES FILLES ET LES FEMMES DU MONDE

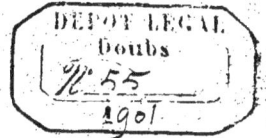

L'ORIGINE DE LA VIE

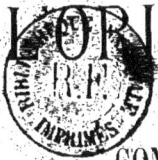

CONFÉRENCE AVEC PROJECTIONS

FAITE PAR

M. MAISONNEUVE

DOCTEUR EN MÉDECINE ET DOCTEUR ÈS SCIENCES

PROFESSEUR A LA FACULTÉ CATHOLIQUE D'ANGERS

à Besançon, le 20 Février 1901

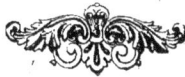

BESANÇON

HENRI BOSSANNE, IMPRIMEUR-ÉDITEUR

—

1901

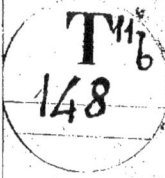

COURS D'INSTRUCTION SUPÉRIEURE

POUR LES

JEUNES FILLES ET LES FEMMES DU MONDE

L'ORIGINE DE LA VIE

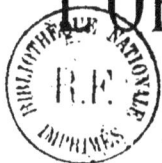

CONFÉRENCE AVEC PROJECTIONS

FAITE PAR

M. MAISONNEUVE

DOCTEUR EN MÉDECINE ET DOCTEUR ÈS SCIENCES

PROFESSEUR A LA FACULTÉ CATHOLIQUE D'ANGERS

à Besançon, le 20 Février 1901

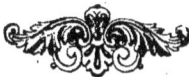

BESANÇON

HENRI BOSSANNE, IMPRIMEUR-ÉDITEUR

—

1901

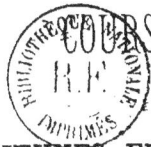

COURS D'INSTRUCTION SUPÉRIEURE

POUR LES

JEUNES FILLES ET LES FEMMES DU MONDE

Les cours d'instruction supérieure pour les jeunes filles et les femmes du monde, créés à Besançon et si brillamment inaugurés le 20 novembre 1900, par le discours de M. Etienne Lamy, *Les femmes et le savoir*, affirmaient leur vitalité, par une nouvelle grande conférence publique que faisait le 20 février dernier M. Maisonneuve, docteur en médecine, docteur ès-sciences, et professeur à la Faculté Catholique d'Angers.

M. le docteur Maisonneuve est un vrai savant en même temps qu'un croyant très ferme ; ses ouvrages, d'une rare clarté d'exposition, ont popularisé son nom parmi les professeurs et les élèves de l'enseignement libre. Mais M. Maisonneuve est aussi un délicieux conférencier que son auditoire bisontin n'oubliera pas de sitôt.

A 8 heures 1/2, M. le Vicaire Général Labeuche présenta M. le Docteur au public élégant et distingué qui remplissait la salle ; et pendant une heure et demie, l'aimable conférencier tint son auditoire sous le charme de sa parole qui sait rendre la science accessible, claire, captivante au point de faire regret-

ter à la fin du discours que cette parole si instruc-
tive s'arrête.

Des projections habilement choisies et représentant la faune des époques tertiaire, secondaire et pri-
maire rendaient plus saisissantes à tous certaines
considérations du conférencier et vinrent ajouter
encore à l'intérêt de la soirée.

ALLOCUTION DE M. LE VICAIRE GÉNÉRAL LABEUCHE

Mesdames,
Messieurs,

C'est un grand honneur pour moi d'avoir à vous présenter
ce soir l'éminent conférencier que vous êtes impatients d'ap-
plaudir: M. le docteur Maisonneuve, professeur aux facultés
catholiques d'Angers, n'est pas un inconnu pour cet auditoire.
Il y a deux ans, il assistait dans cette même enceinte à notre
inoubliable Congrès de la Jeunesse Catholique et ceux d'entre
nous qui eurent la bonne fortune d'en suivre les débats se
souviennent encore de la part si brillante que M. Maisonneuve
prit aux discussions de cette assemblée. J'ai eu, Monsieur, le
plaisir d'entendre votre magistral rapport sur la nécessité
pour les jeunes gens d'étudier les sciences d'observation; de-
puis, il était resté bien vivant dans ma mémoire et en le reli-
sant tout à l'heure, j'admirais une fois de plus l'opportunité
de vos conseils, la justesse de vos vues, l'élévation de vos sen-
timents. Comme tous ceux qui connaissent leur temps et qui
ont médité ses tendances, vous estimez que les catholiques com-
mettraient une faute impardonnable en se désintéressant du

mouvement scientifique qui entraîne les générations actuelles, pour en abandonner la direction aux adversaires de leur foi. Avec Mgr Baunard, l'illustre recteur de l'Université libre de Lille, vous pensez que la défense doit se porter là où l'attaque devient plus vive, plus chaude, et, que la libre-pensée nous provoquant plus particulièrement aujourd'hui sur le terrain des faits, « c'est sur ce terrain même qu'il nous faut descendre avec elle » afin de lui arracher les armes dont elle prétend se servir pour battre en brèche toutes nos croyances.

Vous pouvez constater, Monsieur, que vos exhortations n'ont pas été perdues pour les Bisontins. On a dit souvent que les Congrès se bornaient à d'éloquents discours ; ce n'est pas toujours exact. Nous revendiquons pour celui de Besançon l'honneur d'avoir fait éclore parmi nous des œuvres, et pour me restreindre à celles qui sans doute vous intéressent davantage, nombre de nos jeunes gens sont entrés résolument dans la voie que vous leur avez tracée et voici que leurs sœurs et leurs mères demandent à les suivre. Sous l'inspiration de notre éminent Archevêque dont l'esprit est ouvert à toutes les initiatives vraiment fécondes, avec le concours des catholiques les plus dévoués, des cours d'enseignement supérieur se sont fondés pour les jeunes filles et les femmes du monde; et, s'il vous a été donné de parcourir nos programmes, vous avez pu constater qu'il fait une large part à l'enseignement des sciences. A côté de leçons de religion et de littérature, d'histoire ecclésiastique ou profane et de géographie confiées aux professeurs les plus distingués de l'Université, aux membres les plus savants de nos congrégations ou de notre clergé séculier, nous avons institué des conférences scientifiques. Nous ne voulons pas que nos chrétiennes restent étrangères à ces questions qui passionnent leur siècle et dont les applications merveilleuses sont en train de renouveler la face du globe. Ces études, nous en avons la conviction, fortifieront leur foi en l'éclairant davantage : car Dieu se révèle vraiment admi-

*rable dans toutes ses œuvres ; on retrouve ses vestiges partout
dans le monde de la nature ; l'on y surprend son voisinage si
proche et si manifeste que parfois l'on sent passer sur soi
comme l'ombre de sa face et qu'avec Linné l'on s'écrie « Vidi et
obstupui. Je l'ai vu et je suis dans le ravissement ! »*

*Ces conférences, vous les inaugurez ce soir et c'était justice,
Monsieur le docteur, de vous en réserver les prémices. Nous
ne voulons ici que des maîtres, vous étiez donc naturellement
désigné pour ouvrir cette œuvre de science et de foi. Le problème si mystérieux et si troublant des origines de la vie
était digne de tenter le savant professeur, dont les ouvrages
font autorité en la matière et dont le renom a jeté un rayon
de gloire sur notre Université catholique d'Angers. Permettez-
moi de féliciter notre cours d'enseignement supérieur pour
jeunes filles et femmes du monde de l'honneur que vous voulez
bien lui faire en lui apportant aujourd'hui l'éclat de votre
parole ; c'est pour lui la meilleure et la plus haute des recom-
mandations.*

Monsieur le Vicaire Général,

En vérité, je voudrais bien posséder toutes les qualités que
vous m'accordez d'une façon si libérale. Vous venez de m'in-
diquer, dans un fort beau langage, celles que je devrais avoir ;
et j'ai senti, en vous écoutant, combien je suis loin de réaliser
le professeur que je devrais être.

De tout ce que vous avez eu la gracieuseté de me dire, permettez-moi donc, à titre de conclusion, de retenir seulement
deux choses : la preuve de votre extrême bonté, qui me
touche profondément, et de votre non moins grande indul-
gence, dont j'ai si grand besoin en ce moment.

Mesdames,

Messieurs,

L'amitié, dit-on, rapproche les distances.. J'en fournis ce soir une preuve de plus.

Il y a trois semaines j'étais bien loin de me douter que je quitterais mon doux pays d'Anjou, que je traverserais, en plein hiver, toute la France, et que j'arriverais ici, dans cette ville de Besançon, pour avoir l'insigne honneur de prendre la parole devant ce bel auditoire.

L'amitié m'a adressé un pressant appel ; je ne me suis pas senti le courage de refuser. Comment aurais-je pu résister à celui qui m'invitait avec tant de bonne grâce, à cet ami que vous connaissez tous, qui a été l'âme de tout ce qui s'est fait de beau et de grand, dans le monde de l'intelligence, durant ces dernières années à Besançon, et qui a su mener à bien, il y a trois ans, le plus magnifique Congrès dont les catholiques de France aient gardé le souvenir.

Aujourd'hui, aidé par de dévoués collaborateurs, avec une patience et un zèle qui ne se démentent jamais, il fonde dans cet intelligent pays, sous le patronage de votre éminent archevêque, une œuvre nouvelle, et non, certes, la moins intéressante, des Conférences pour les jeunes filles et les dames du monde.

Et voilà un méfait de plus à l'actif de ces Congrégations religieuses, sur lesquelles on crie haro parce qu'elles ont fait beaucoup de mal de ce genre !

Il a voulu m'associer à cette belle œuvre, ce cher ami ; je l'en remercie du fond du cœur.

Mais, si l'amitié a de grandes qualités, elle a un grave défaut ; elle est aveugle ; et sa méprise, ce soir en particulier, ne saurait malheureusement échapper à l'auditoire d'élite auquel je vais avoir l'honneur de m'adresser.

En effet, au moment de prendre la parole dans cette salle

réservée d'ordinaire à des voix éloquentes, je sens. croyez-le bien, plus que jamais, toute mon insuffisance.

Mais, par bonheur, voilà que je bénéficie d'une circonstance atténuante ; nous entrons aujourd'hui même dans un temps de mortification et de pénitence ; ne m'en veuillez donc pas trop, Mesdames et Messieurs, si au lieu de l'abondante et savoureuse nourriture intellectuelle sur laquelle vous étiez en droit de compter, je n'ai su vous apprêter et vous servir.... qu'un plat maigre.

Le sujet de cette Conférence : *D'où vient la vie ?* est des plus graves; il est austère ; mais en même temps il offre un vif intérêt. Et j'ai une assez fière idée de l'intelligence et de la portée d'esprit des Bisontines pour les croire capables de s'intéresser à ces hautes spéculations.

Une voix bien éloquente vous l'a dit le 20 novembre dernier, il ne suffit pas, aujourd'hui moins que jamais, pour la femme, pour la mère de famille.

> « ..... que son esprit se hausse
> « A connaître un pourpoint d'avec un haut-de-chausse. »

Je sais bien que les femmes se laissant guider généralement par le sentiment, qui est bon chez elles, car elles ont l'âme religieuse, échappent plus facilement que l'homme au piège que leur tendent d'insidieux raisonnements, à l'apparence philosophique. Cependant, il en est qui se trompent de route, vous le savez comme moi, et le mal en ce sens fait de notables progrès à notre époque. Peut-être y aurait-il quelque chose à prendre pour elles dans les conseils que je m'étais permis d'adresser aux jeunes gens, au cours d'une étude que j'ai eu l'honneur de présenter au Congrès de la Jeunesse catholique tenu à Besançon en 1898.

J'écrivais ceci : « Si le jeune homme n'est pas solidement « armé par la foi appuyée sur la science, s'il n'est pas pré- « paré à soutenir vigoureusement la lutte, s'il se trouve de

« suite à bout d'arguments, il se fera forcément dans son es-
« prit un travail dissolvant ; il sentira ses convictions ébran-
« lées, doutera de lui-même, et se dira qu'après tout ce sont
« peut-être les autres qui ont raison.

« Et c'est ainsi que peu à peu, pierre à pierre, tout l'édifice
« de ses croyances s'écroulera, et au lieu du temple que ses
« maîtres avaient élevé dans son âme à la gloire de Dieu,
« Créateur et Providence du monde, on n'y rencontrera plus
« qu'un désert aride, où il n'y aura de place que pour un déso-
« lant scepticisme. »

Et puis, croyez-vous qu'il soit indifférent que la mère de
famille puisse répondre par de solides raisons aux objections
contre la religion que son fils aura cueillies dans une revue
ou un journal ou qu'il aura apprises dans une conversation
entre camarades ?

Notre époque scientifique aime la précision dans les faits
et les raisonnements. Acquérez donc autant que vous le pour-
rez cette précision pour le bien de vos frères, Mesdemoiselles,
de vos fils, Mesdames.

* *

Avant de chercher *d'où vient la vie*, il conviendrait d'abord
de dire *ce que c'est que la vie*. Mais, l'avez-vous remarqué ?
Chaque fois qu'on nous met au pied du mur pour obtenir une
définition satisfaisante des notions les plus simples que
chacun possède et sur lesquelles tous sont d'accord, nous
nous trouvons aussitôt étrangement embarrassés.

Le cheval qui galope dans la plaine est un être vivant ; le
papillon qui voltige de fleur en fleur vit ; le lézard qui se
chauffe au soleil et l'huître qui se morfond sur son rocher

vivent ; l'arbre orgueilleux de ses puissants rameaux et l'humble mousse cachée sous la feuillée vivent également.

Par contre, un bloc de marbre ou de granit, une masse de fer ne vivent pas.

Aucun de vous n'éprouve la moindre hésitation pour reconnaître ce qui vit et ce qui ne vit pas.

Essayez, cependant, de définir ce que c'est que la vie...

Les multiples définitions que les savants en ont données montrent bien que la difficulté est grande. C'est un peu, pardonnez-moi, comme pour le nez fameux de Cyrano de Bergerac, aux aspects si divers, et dont la description peut indéfiniment varier, suivant la tournure d'esprit de ceux qui le contemplent.

Voyez plutôt par ces quelques définitions de la vie cueillies chez les meilleurs auteurs :

Le bon sens avec Aristote : La vie est l'ensemble des opérations de nutrition, de croissance et de destruction.

Alambiqué avec Lamarck : La vie, dans les parties d'un corps qui la possède, est cet état de choses qui y permet les mouvements organiques, et ces mouvements qui constituent la vie active résultent d'une cause qui les excite.

Une apparence de vérité de la Palice, avec Bichat, à qui j'en demande bien pardon : La vie est l'ensemble des fonctions qui résistent à la mort.

Pour ceux qui se contentent des résultats : Richerand dit : La vie est une collection de phénomènes qui se succèdent pendant un temps limité dans un corps organisé.

Dédié aux amis de la paix : La vie, dit Lordat, est l'alliance temporaire du sens intime et de l'agrégat matériel, alliance cimentée par une cause de mouvement, dont l'essence est inconnue.

Ceux qui ne tiennent pas à remonter à la cause diront avec

Dugès : La vie est l'activité spéciale des corps organisés.

Ou avec Bérard : La vie est l'organisation en action.

Ceux qui n'en cherchent pas bien long, comme P. Béclard :
La vie est la manière d'exister des êtres organisés.

Pour ceux qui, avec de Blainville, l'envisagent surtout
comme une opération chimique : La vie est le double mouvement interne de composition et de décomposition, à la fois
général et continu.

Ceux qui s'élèvent vers l'idéal proclameront avec Flourens
que : La vie, c'est une force servie par la matière.

Enfin les gens qui aiment à jeter de la poudre aux yeux au
moyen d'un langage à peu près incompréhensible, emprunte-
ront cette définition à Herbert Spencer : La vie est la combi-
naison définie de changements hétérogènes à la fois simulta-
nés et successifs, en corrélation avec les coexistences et les
successions antérieures.

Croyez que j'en passe.

Vous voyez combien sont variés les points de vue et les définitions ; et pourtant aucune de celles-ci n'est pleinement
satisfaisante.

Cependant, tous ces hommes auxquels je les ai empruntées
furent des savants de grand talent, parfois même de génie ;
ils ont généreusement consacré toute leur existence à scruter
les mystères de la vie. C'est que nous touchons là au principe, à la nature, à l'essence même des choses. Pour la même
raison, nous ne pouvons pas plus pénétrer la cause de l'at-
traction universelle ou de l'affinité chimique. Qui a jamais
compris pourquoi un corps en attire un autre ? pourquoi un
acide mis en présence d'une base s'unit avidement à elle ?

Il semblerait que le Créateur, en faisant l'homme et lui attribuant une partie de sa divine ressemblance, lui ait dit : Ce
domaine t'est interdit, tu n'y pénétreras pas.

Et Eve, Mesdames, a eu beau mordre au fruit de l'arbre de

la science, dans le beau paradis terrestre, elle et sa postérité n'en ont pas moins été impuissantes à faire tomber tous les voiles derrière lesquels se cache la vérité absolue.

Pour ma part, puisqu'au milieu de tant d'autres, une formule de plus ne tire pas à conséquence, je dirai : « La vie est l'activité propre de l'être organisé, » définition qui me paraît devoir être complétée par celle-ci : « L'être organisé est un composé de deux substances intimement unies de façon à ne faire plus qu'un, l'une matérielle, le corps, l'autre immatérielle, l'âme, celle-ci présidant à toutes les opérations de celle-là, quelle que soit leur nature. »

Cette conception est celle de saint Thomas d'Aquin ; et dans une ville où le nom du grand théologien est fort en honneur, nul doute qu'il ne lui soit fait bon accueil.

.˙.

Quoi qu'il en soit de la nature même de la vie, un fait est certain, c'est qu'elle n'a pas toujours existé sur la terre.

Les géologues ont observé depuis longtemps que les différentes assises qui forment l'écorce du globe renferment en quantité considérable des débris d'animaux appartenant aux espèces les plus variées. Ils ont en outre constaté que, d'une façon générale, les espèces les plus parfaites sont les plus récentes, tandis que les plus simples occupent les terrains les plus anciens.

Ils nous disent qu'enfin on arrive à des assises plus profondes encore, les terrains primitifs, dans lesquelles on ne rencontre plus trace d'organismes, si rudimentaires soient-ils ; et pour ce motif ils ont appelé ces terrains *azoïques*, ce qui veut dire privés d'êtres vivants. Leur formation correspond à l'époque où notre planète venait de sortir, suivant la théorie de Laplace, de sa phase d'incandescence, pendant la durée de laquelle, assurément, nul être vivant n'aurait pu exister à sa surface.

C'est là, à cette limite précise, à la formation des terrains primitifs, que nous devons supposer que la vie a fait son apparition sur la terre.

Voilà donc un point acquis : à un moment donné de l'histoire de notre globe, il n'y avait à sa surface aucun être vivant, et dans le moment suivant, il en est apparu.

Comment ce grand fait s'est-il accompli ?

Deux hypothèses sont en présence :

1° Ou bien, entre la manière inorganique et l'être organisé il n'y a qu'une différence de degré ; et en vertu de ses propriétés physico-chimiques cette matière inorganique s'est revêtue des attributs de la vie.

2° Ou bien la matière inorganique est séparée de la substance vivante par une distance tellement considérable qu'elle n'a jamais pu la franchir par ses propres forces.

Examinons la première hypothèse :

Au frontispice du libre célèbre d'Herbert Spencer, intitulé : *Principes de biologie,* se trouve gravée une image très suggestive. D'un amas de cristaux aux arêtes aiguës, on voit se dégager la tige délicate d'une plante ; le long de la tige rampe une chenille, et sur la fleur qui couronne la plante se trouve posé un papillon. Cette gravure symbolise l'idée de l'auteur anglais et de ceux qui avec lui ont soutenu que l'évolution de la vie peut s'opérer tout entière, depuis ses formes les plus inférieures jusqu'aux plus élevées, par l'effet des seules forces physiques.

Est-il donc vrai que la vie ait pu sortir de la matière brute en vertu de propriétés inhérentes à cette dernière?

Si nous devions tenir compte de la croyance générale des temps passés, nous répondrions par l'affirmative.

Voyez plutôt :

Aristote croit que la plupart des insèctes naissent de la terre putréfiée : que les puces sont engendrées par la malpropreté ; que les teignes qui rongent les tapis et les fourrures sont produites par ces tissus et ces peaux ; que les anguilles naissent de la vase.

Plutarque affirme que le sol de l'Egypte engendre des quantités de rats.

Ces idées règnent durant tout le moyen âge.

Nous les retrouvons encore au xvIIe siècle, où nous voyons un savant jésuite, le P. Kircher, écrire dans son livre intitulé *Le Monde souterrain*, dédié par lui au pape Alexandre VII, qu'il suffit d'ensemencer la terre avec des serpents pulvérisés pour récolter une ample moisson de ces dangereux animaux. Je crois que peu de personnes aimeraient à retenir cette recette pour se livrer à cette sorte de culture.

Ecoutez encore ce que dit l'un des plus puissants esprits scientifiques de l'époque : « Si l'on comprime, dit Van Helmont, une chemise sale dans l'orifice d'un vase contenant des grains de blé, le ferment sorti de la chemise sale, modifié par l'odeur du grain, donne lieu à la transmutation du blé en souris après vingt-et-un jours environ. »

Ces idées étranges ne choquaient pas nos pères, et leur foi, solidement assise, ne s'en trouvait nullement ébranlée.

Buffon, notre grand Buffon, croyait que les vers de terre, les champignons et les organismes encore plus simples, sont engendrés par la corruption des corps vivants, sans doute en vertu de cet adage philosophique : *Corruptio unius generatio alterius*, autrement dit : « La vie sort de la corruption. »

Et voilà où en étaient les sciences expérimentales en plein xvIIe siècle et au commencement du xvIIIe. Assurément, il faut reconnaître que les belles-lettres étaient bien en avance sur elles !

On s'en rapportait aux simples apparences, et l'esprit de critique scientifique n'avait pas encore pénétré les intelligences.

Aussi, dans ce même xviie siècle, le médecin florentin Redi eut-il beaucoup de peine, après d'ingénieuses expériences, à faire accepter à ses contemporains l'idée que les vers qui se se montrent dans la viande proviennent de mouches qui sont venues y déposer leurs œufs.

Cependant d'énergiques protestations commencent à se produire : « Qoique ce soit le comble de l'absurdité, écrit Swammerdam, d'imaginer que la pourriture soit capable d'engendrer des animaux aussi bien organisés que le sont les abeilles, c'est cependant l'opinion de la plus grande partie des hommes, parce qu'on juge sans vouloir rien examiner. »

Lamarck lui-même, habile naturaliste et profond penseur, ne répugne pas à cette hypothèse sur l'origine des êtres organisés les plus inférieurs. « La nature, dit-il, à l'aide de la chaleur, de la lumière, de l'électricité et de l'humidité, forme des générations spontanées ou directes à l'extrémité de chaque règne des corps vivants où se trouvent les plus simples de ces corps. »

Vivement combattues à la fin du xviiie et dans le xixe siècle, par l'abbé Spallanzini, Schwann, Schultze, Ehrenberg, Lieberkuhn, Balbiani, Claparède, Lachmann et bien d'autres, ces théories, dites de la *génération spontanée*, paraissaient définitivement abandonnées, lorsqu'elles furent reprises, vers 1858, par un savant français, Pouchet, de Rouen.

L'Académie des sciences s'émut des conclusions de ce savant, et, en 1862, elle proposa *un prix de 2,500 fr. pour celui qui, par des expériences bien faites, jettera un jour nouveau sur la question des générations dites spontanées.*

C'est alors qu'un homme, Messieurs, dont le souvenir doit vous être cher à tous, puisqu'il vous appartient par sa naissance, l'illustre Pasteur entre en scène.

Il s'appliqua à chercher si les organismes les plus inférieurs, ceux que l'on ne peut voir qu'à l'aide du microscope, sont soumis à la même loi que les plus élevés, et, si le plus chétif infusoire a des ancêtres aussi bien que le plus beau des oiseaux ou le plus parfait des mammifères.

Vous savez avec quelle rapidité les liquides organiques, tels que le lait, le bouillon, tous ceux qui renferment des matières albuminoïdes, s'altèrent et fermentent au contact de l'air, se peuplent d'organismes variés.

Or ces altérations et fermentations sont en corrélation avec la présence d'organismes microscopiques mêlés à ces liquides.

Eh bien ! ces organismes se forment-ils aux dépens de ces liquides ou sont-ils apportés du dehors? Toute la question est là.

Voici l'une des expériences réalisées par Pasteur pour la trancher.

Il prend un ballon de verre ; il y verse un liquide très fermentescible, tel qu'une dissolution de sucre et de matière albuminoïde, en même temps qu'une petite quantité de matière minérale provenant de l'incinération de la levure de bière. Il constitue ainsi un excellent bouillon de culture, c'est-à-dire un milieu très favorable au développement, à la vie d'organismes inférieurs et dans lequel ceux-ci ne tarderaient pas à apparaître en grand nombre, si on laissait les choses en l'état.

Mais il ferme l'orifice du ballon en étirant son col à la flamme d'une lampe d'émailleur, de sorte que désormais plus rien n'y pourra pénétrer du dehors. Puis il chauffe le ballon, de façon à porter à une température de 100° la masse entière

du liquide qu'il contient, ce qui a pour résultat de tuer tous
les organismes, tous les germes vivants qui auraient pu pénétrer dans le ballon avec le liquide qu'il y avait renfermé.

Désormais le ballon est *stérilisé* ; c'est-à-dire que son con-
tenu, quoiqu'essentiellement fermentescible, restera indéfiniment limpide et inaltérable ; il n'y apparaîtra ni trouble, ni
moisissure, ni infusoire, ni microbe d'aucune sorte. Et des ballons préparés par l'illustre maître et conservés dans son la-
boratoire, sont encore après 40 ans aussi intacts et limpides
que le premier jour.

On pourrait supposer que c'est le manque d'air qui empêche
la fermentation du liquide.

Pasteur y répond de la façon suivante :

Il prend un ballon préparé comme il vient d'être dit ; il
en casse alors la pointe et y laisse rentrer l'air extérieur ;
mais il a soin que cet air avant d'arriver au ballon passe par
un tube de fer chauffé au rouge. Si donc il entraîne avec lui
quelques organismes flottant dans l'atmosphère, ceux-ci ne
peuvent manquer d'être brûlés au passage. Et en effet, le
liquide du ballon reste, après cette opération, aussi intact que
le liquide de ceux qui n'ont pas été débouchés ; ce n'est donc pas
le manque d'air qui empêche la fermentation de se produire.

Alors, par un dispositif spécial, il force un courant d'air à
traverser un tampon de coton. S'il y a de petits organismes
ou des germes vivants dans l'air, ce tampon les arrêtera au
passage et s'en chargera. Prenant donc ce tampon d'ouate,
Pasteur l'introduit dans le tube recourbé d'un des flacons préparés comme nous avons dit. Rien de particulier ne s'y produit encore. Mais vient-il à incliner le liquide renfermé dans
le ballon, de façon à le mettre au contact du tampon d'ouate
et des poussières qu'il a recueillies, il voit, au bout de deux ou
trois jours, le liquide se peupler d'infusoires, de moisissures
ou d'autres organismes plus ou moins microscopiques.

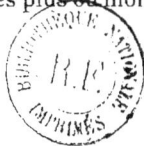

Que devons-nous conclure de ces expériences ?

Trois choses :

1° Que si le liquide du ballon est resté intact tant que celui-ci est resté fermé, ce n'est pas qu'il ne constituait pas un milieu incompatible avec l'existence d'organismes, puisque la suite de l'expérience a prouvé le contraire ;

2° Qu'il a été privé par l'ébullition de tous les organismes qu'il pouvait contenir, puisque aucun ne s'y est montré tant qu'il est resté fermé ;

3° Que la mise en contact des poussières atmosphériques avec le liquide renfermé dans le ballon a seule provoqué l'apparition de nombreux êtres vivants.

C'est donc l'air qui est le véhicule de ces infiniments petits, de ces germes microscopiques. Et parmi ces myriades de corpuscules, la plupart de nature minérale, que vous voyez danser dans le rayon de soleil qui pénètre dans une chambre obscure, à travers l'étroite fente d'un volet, se trouvent des germes organiques, les uns sont inoffensifs, les autres sont funestes à la santé de l'homme, comme par exemple la bactérie de la tuberculose, les microbes de la variole, de la diphtérie, etc.

Le balai de la chambrière soulève tout cela, les poussières retombent sur les meubles et les corpuscules nuisibles attendent leurs victimes.

C'est pourquoi les hygiénistes vous font cette recommandation, dont vous comprenez maintenant toute la justesse : « Essuyez, Mesdames, n'époussetez pas. »

Mais poursuivons.

Votre illustre compatriote ne s'arrêta pas là. Il se dit que si c'est l'air qui transporte les germes, plus l'air est pur, comme celui des hautes régions, plus il devra produire difficilement les altérations des liquides organiques.

Pasteur prépara donc soixante ballons, de la façon que j'ai

indiquée il y a un instant ; vingt furent transportés dans votre région, au pied du Jura, et on les ouvrit en pleine campagne, loin de toute habitation, de façon que l'air et les germes qu'il tenait en suspension, pussent y rentrer librement. Sur les vingt, près de la moitié seulement développèrent des infusoires ou des moisissures. Les autres, au nombre de onze, restèrent stériles, ce qui est tout à l'honneur de la pureté de l'air qu'on respire dans votre pays. Dans les rues de Paris, tous les ballons sans exception eussent été infestés de myriades de microbes.

Vingt autres ballons furent transportés au sommet du Jura, à 850 mètres d'altitude ; après les avoir ouverts et secoués de façon à y faire brusquement rentrer l'air, il trouva, au bout de quelques jours, que quinze étaient restés intacts et que cinq seulement s'étaient peuplés d'organismes divers.

Enfin, aux vingt derniers ballons, on fit gravir à dos de mulet, les pentes abruptes du Mont-Blanc ; on les transporta ainsi jusqu'au Montanvers, à 2,000 mètres d'altitude, dans la région des glaces éternelles ; traités comme les précédents, dix-neuf restèrent stériles, un seul développa en lui des micro-organismes.

Ces dernières expériences ne jettent-elles pas sur la question un jour éclatant ?

Si, en effet, le liquide organique renfermé dans les ballons, avait la propriété de prendre vie par lui-même, comme le prétendait M. Pouchet, pourquoi donc y manquait-il si souvent ?

Au contraire, en admettant avec Pasteur, que les manifestations vitales qui y apparaissent sont dues aux germes tenus en suspension dans l'atmosphère, la diversité des résultats obtenus dans les différentes expériences instituées par lui, s'explique de la façon la plus simple, l'air contenant d'autant moins de ces germes qu'il est pris dans une région plus élevée et éloignée de toutes causes de contamination.

Vous comprendrez facilement maintenant le ton enthou-

siaste qui règne dans les paroles suivantes, que Pasteur pro-
nonça un jour dans un de ses cours, après avoir répété devant son auditoire ces mémorables expériences :

« J'ai pris dans l'immensité de la création une goutte d'eau,
« et je l'ai prise toute pleine de la gelée féconde, c'est-à-dire,
« pour parler le langage de la science, toute pleine des éléments
« appropriés au développement des êtres inférieurs.

« Et j'attends, et j'observe, et je l'interroge, et je lui demande
« de vouloir bien recommencer pour moi la primitive création ;
« ce serait un si beau spectacle ! Mais elle est muette ; elle est
« muette depuis plusieurs années que ces expériences sont com-
« mencées. Ah ! c'est que j'ai éloigné d'elle, et que j'éloigne
« encore en ce moment, la seule chose qu'il n'ait pas été donné
« à l'homme de produire, j'ai éloigné d'elle les germes qui flot-
« tent dans l'air, j'ai éloigné d'elle la vie, car la vie c'est le
« germe, et le germe c'est la vie. Jamais la doctrine de la géné-
« ration spontanée ne se relèvera du coup mortel que cette
« simple expérience lui porte. »

Les partisans de la génération spontanée n'ont donc plus
qu'à battre en retraite, en se déclarant battus.

Ils ne s'y résignent pas volontiers.

Ainsi, M. de Lanessan, qui avant de se lancer dans la poli-
tique faisait de l'histoire naturelle, n'est pas de l'avis de Pasteur. Dans son *Manuel* à l'usage des étudiants en médecine,
il exprime l'idée qu'un jour viendra, où la science sera assez
puissante pour refaire sciemment au moins une partie de ce
qui dans la nature se forme insciemment (c'est-à-dire faire
sortir la vie de la matière brute) ; « mais pour cela, ajoute-t-il,
il faut que nous écartions de notre esprit toute idée métaphy-
sique et que nous soyons bien convaincus qu'il n'existe dans
l'univers que des *substances purement chimiques.* »

Mais, passons, M. de Lanessan est mort..... à la science ;
et désormais tous ses soins sont consacrés à notre marine.

M. Berthelot a bien, il est vrai, réalisé une magnifique syn-
thèse en combinant quelques éléments chimiques, carbone,
oxygène, hydrogène, azote, pour en former certains composés semblables à ceux de l'organisme ; mais il a été impuissant à leur communiquer ce souffle qui en eût fait des êtres
vivants.

Cependant, il est nécessaire de répondre à certaines objections.

Qu'est-ce qui prouve, disent certains partisans des générations spontanées, que les choses se sont toujours passées
comme elles se passent aujourd'hui ? Des animalcules n'apparaissent pas dans les ballons fermés de Pasteur. Soit ;
mais qui oserait affirmer qu'il en aurait toujours été ainsi?

A cette objection, je répondrai par un argument d'ordre
scientifique.

S'il est une chose rigoureusement établie et admise par tous
les hommes de science, c'est la *constance des lois de la nature.*
Le chimiste, le physicien y comptent sans réserve ; ils savent
qu'une expérience répétée dans certaines conditions déter-
minées donne toujours les mêmes résultats : une pierre aban-
donnée à elle-même tombe toujours sur le sol en vertu de la
loi de la pesanteur ; de l'acide sulfurique mis en présence de
fragments de cuivre donnera toujours du sulfate de cuivre
en vertu de la loi de l'affinité chimique : une barre de fer mise
au feu s'allonge toujours d'une certaine quantité en vertu de
la loi de la dilatation des corps.

Les matérialistes seraient bien mal venus de repousser un
argument tiré de la constance des lois de la nature, eux qui
contestent la possibilité du miracle comme constituant une
infraction à ces lois.

Si donc il est prouvé que la matière est aujourd'hui inca-
pable de s'organiser par elle-même, nous sommes autorisés à
en conclure qu'il en a toujours été de même.

Mais on pourrait objecter que si les conditions viennent à changer, les effets doivent se modifier, et que, peut-être autrefois, il s'est rencontré telles circonstances favorables au développement spontané de la vie, qui n'existeraient plus aujourd'hui.

En vérité, on ne soupçonne guère quelles ont pu être ces circonstances spéciales.

Nous savons fort bien, en effet, quelles sont les conditions physiques extérieures qui sont compatibles avec la vie. Nous savons qu'il lui faut un certain degré de chaleur, d'humidité, d'oxygène ; qu'un excès de température tue les organismes, qu'un froid trop rigoureux les engourdit et finit par les faire périr. En somme, aux environs de 0°, les germes vivants ne peuvent pas se développer, et aux environs de 60° ils ne le peuvent pas davantage. Gelés dans le second cas, ils sont cuits dans le second. « La vie, dit Cl. Bernard, ne peut se maintenir qu'entre certaines limites de température. »

On ne voit donc pas bien quelles conditions climatériques, différentes des nôtres, auraient pu provoquer la matière brute à devenir vivante.

Aux partisans de la génération spontanée de dire ce qu'elles étaient.

Je dois encore faire mention d'une autre opinion, qui prétend expliquer, elle aussi, l'origine de la vie sur la terre. Bien qu'elle ait été soutenue par de graves auteurs, elle appartient plutôt au genre gai. Avec elle, nous entrons en plein dans le domaine du roman scientifique.

Certaines gens ont supposé que le premier être vivant était venu de bien loin, de la lune ou de quelque planète, ou qu'abandonné dans l'espace par la queue d'une comète en détresse, il était arrivé jusqu'à nous, à cheval sur un aérolithe. Je ne plaisante pas.

Ouvrez la première édition du volumineux *Traité de vota-*

nique de M. Van Tieghem, membre de l'Institut, professeur
au Muséum d'histoire naturelle, vous y lirez à la page 981 ces
quelques lignes : « Mais pourquoi restreindre le problème des
origines, en attribuant à la végétation de la terre une origine
terrestre ?» La terre n'est qu'une petite partie de l'ensemble du
monde ; sa végétation n'est qu'une petite partie de la végétation de l'univers.

..... La seule objection qu'on puisse faire est le prétendu
isolement matériel de la terre.

Mais tout le monde n'admet pas cet isolement. La chute
des météorites est là pour le démentir. Il aurait suffi qu'une
fois, ou un petit nombre de fois, quelque germe enfermé dans
une météorite, ou apporté par tout autre moyen, parvînt au
globe terrestre après son refroidissement. La terre une fois
ensemencée, tout se serait développé à partir des germes primitifs. »

Est-il besoin de réfuter une semblable hypothèse ?

M. Miguel, directeur de l'observatoire de Montsouris, a
trouvé, il est vrai un microbe, une bactérie, qui se plaît dans
les eaux thermales dont la température atteint 70°. Ce fait est
tout à fait exceptionnel. Mais encore qu'est-ce que cela, en
comparaison de la température à laquelle sont portés les
aérolithes qui traversent notre atmosphère en tombant sur
notre terre ?

Ecoutez plutôt Camille Flammarion, peu sujet à caution en
pareille matière : « Nos projectiles d'artillerie, dit-il, les plus
rapides, atteignent à peine une vitesse de 600 mètres à la seconde. Cette vitesse est pour ainsi dire infiniment petite par
rapport à celle avec laquelle la plupart des météorites pénè-
trent dans notre atmosphère. Ici, c'est par 40,000, 50,000,
60,000 mètres à la seconde qu'il faut compter. Que se pas-
sera-t-il pour une masse minérale traversant l'air avec une
telle vitesse ?..... L'air violemment comprimé en amont sera
porté instantanément à une température de 4,000, 5,000,

6,000 degrés ; la matière de la surface sera comme *arrachée*
par la violence du frottement du gaz et sera en même temps
gazéifiée par la chaleur. C'est ce dont fait foi la *fumée* que
laissent toujours derrière eux les bolides... Si un de nos bou-
lets de canon recevait une vitesse de 100,000 mètres, il répan-
drait la lumière d'un éclair et serait brûlé en un clin d'œil. »

D'après cela, vous pouvez juger si ce moyen de locomotion
aurait été dangereux pour l'imprudent animal ou végétal qui
se serait risqué à l'adopter afin de venir nous rendre visite.

Et puis à quoi mène, en somme, une pareille hypothèse ?
Admettons que, par impossible, cette migration de la vie à
travers les espaces sidéraux ait pu se réaliser. La solution du
problème en serait-elle plus avancée ? En aucune façon, puisqu'il faudrait établir la possibilité du passage de la matière
minérale à la matière vivante dans un astre quelconque.

Ce serait donc reculer la difficulté, ce ne serait pas la ré-
soudre.

***

Nous restons ainsi en présence de la seconde hypothèse que
j'ai formulée au commencement de cette conférence :

« La matière brute est séparée de la substance vivante par
une distance tellement considérable qu'elle ne peut la franchir
par ses propres forces. »

Oh ! certes, elle est immense cette distance. Vous faites-
vous bien l'idée de la différence qui existe entre le monde inorganique et le monde des êtres organisés ?

Un coup d'œil rapide jeté sur l'un des plus inférieurs vous
la fera, je l'espère, toucher du doigt

Mettrai-je en présence un bloc de calcaire et un insecte, ou
un mollusque, ou un ver ? Non pas, ma démonstration en serait par trop facilitée. Allons plus bas, beaucoup plus bas

encore, et prenons l'un de ces organismes microscopiques qui occupent tout à fait l'échelon inférieur de la vie.

Soit, par exemple, une Amibe, humble organisme qui vit au milieu des détritus végétaux de nos mares, et comparons-là à un morceau de marbre.

Le marbre a une forme extérieure quelconque ; qu'on le fragmente : chaque morceau aura la même composition physique, sa structure est identique dans toutes ses parties. En outre, sa composition chimique est très simple.

Voyez l'Amibe, au contraire (1) :

Au point de vue *chimique*, c'est une substance extrêmement complexe formée de carbone, d'oxygène, d'hydrogène, d'azote, de soufre, de phosphore, etc., continuellement changeante. Elle appartient à la catégorie des albuminoïdes. On l'appelle *protoplasma*.

Au point de vue physique, on dirait une gouttelette de gomme liquide. Sa partie périphérique, plus dense, forme une sorte de paroi ou membrane qui n'empêche pas cependant l'émission de prolongements destinés à la locomotion. Dans la partie centrale, plus liquide, se voient des vacuoles remplies de réserves nutritives, grains d'amidon, gouttelettes de graisse, etc. Parmi elles, s'en remarque une plus grande, la vésicule pulsatile, animée de mouvements alternatifs de contraction et de dilatation, une sorte de petit cœur en miniature. Ce n'est pas tout. Dans l'intérieur se distingue un corps plus opaque, qu'on appelle le noyau.

Mais examinons à un plus fort grossissement ces détails de structure.

La petite gouttelette de gomme apparait comme formée d'un réseau de filaments très fins. Le noyau lui-même a une structure complexe ; il est limité par une fine membrane, renfermant un suc particulier dans lequel sont plongés des délicats

---

(1) Cette description était accompagnée d'une projection qui la facilitait.

filaments d'une matière solide, spéciale, qui ont la propriété de se colorer fortement sous l'influence des réactifs. Enfin, ce noyau peut lui-même en renfermer un ou plusieurs, encore plus petits, qui sont les nucleoles.

Et, chose admirable, cette parcelle a en soi son principe d'activité et de mouvement ; elle digère, respire, rejette les parties inutiles ou usées, se reproduit et se meut.

Où trouver un lien, un passage entre cet atome vivant si compliqué et un bloc de marbre ou telle substance que vous voudrez choisir?

Entre un ver de terre et un lion, il y a, n'est-ce pas, une énorme distance. Eh bien ! je puis l'affirmer hautement, cette distance n'est rien en comparaison de celle qui sépare la matière inorganique de la moindre parcelle de matière vivante.

Et cependant, cette distance a été franchie !

Or, si la matière brute n'a pu la franchir par elle-même, ainsi que la science l'affirme et comme j'ai essayé de vous le montrer dans la mesure de mes faibles moyens, quelle force, quelle puissance est donc intervenue ?

Ecoutez le dilemme formulé par les savants matérialistes les plus célèbres :

Voici ce que dit le professeur Virchow : « Il faut opter entre la génération spontanée et la création. »

Et voici ce qu'écrit Hœckel, l'un des plus violents adversaires de la religion : « Il faut admettre ou bien la génération spontanée ou l'idée du miracle d'une création. »

Vous le voyez, pas d'autre alternative. Eh bien ! nous optons.

Puisqu'il est établi que les causes naturelles physico-chimiques ont été impuissantes à produire la vie, nous n'avons qu'une ressource pour expliquer son apparition sur la terre, c'est d'invoquer l'intervention d'une puissance surnaturelle.

Vous reconnaîtrez donc, je pense, une fois de plus, qu'un accord intime peut s'établir entre la science et la foi, ces **deux sœurs, filles d'un même père.**

Et, bien convaincus que nous possédons, tout autant que les matérialistes, le véritable esprit scientifique dont ils croiraient à tort posséder le monopole, sans fausse honte, bien plus, avec un sentiment de profonde reconnaissance et d'amour, nous nous inclinons ; nous admirons ; nous adorons le Dieu qui, par un acte de sa toute-puissance, a créé l'Univers entier, le monde des êtres inanimés, déjà si magnifique, et celui plus admirable encore, des êtres vivants.

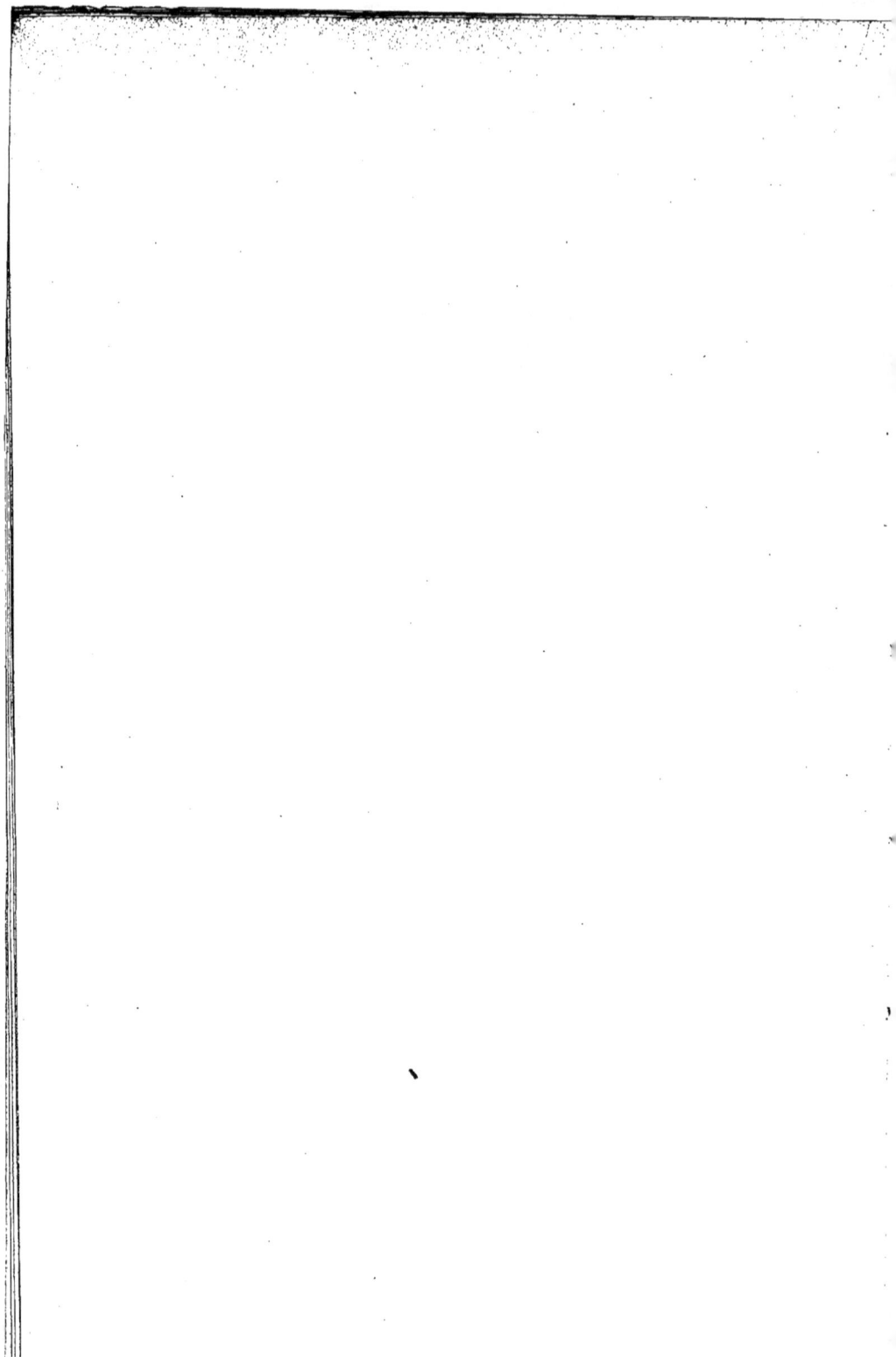

AU CERCLE D'ÉTUDES DE BELFORT

LE 21 FÉVRIER 1901

Conférence du docteur Maisonneuve et de M. Saillard

En novembre 1900 se fondait, à Belfort, à l'instigation de quelques jeunes gens du Sillon, et sur le modèle de la Conférence Saint-Thomas d'Aquin de Besançon, un cercle d'études. Cette nouvelle société, après avoir procédé à son organisation et essayé ses forces dans des réunions privées, résolut de commencer, au mois de février, la série de ses conférences publiques.

M. le docteur Maisonneuve, qui devait donner une conférence à Besançon, accepta aussi de venir parler aux Belfortains. M. Saillard, avocat à la cour d'appel, promit son concours, et la séance fut fixée au 21 février. Plus de 600 hommes avaient répondu à l'appel des membres du Cercle d'études.

On remarquait dans l'assistance beaucoup de notabilités belfortaines ; les ouvriers, de leur côté, étaient venus en très grand nombre.

Sur l'estrade avaient pris place le comité du Cercle d'études, assisté d'un représentant du cercle catholique d'ouvriers et d'un membre du Cercle de Saint-Joseph. Toutes les œuvres

de jeunes gens de Belfort, fraternellement unies, avaient fait
un commun effort pour assurer le succès de la Conférence.

Le jeune président ouvrit la séance en prononçant le discours suivant :

MESSIEURS,

Vous vous êtes peut-être demandé, en recevant notre carte
d'invitation à cette conférence, ce que pouvait bien être le
Cercle d'études qui vous convoquait aujourd'hui.

Permettez-moi de vous présenter en peu de mots cette
jeune institution, qui pour la première fois fait son entrée
dans le monde.

Il y a trois mois à peine, quelques jeunes gens, ennemis des
futilités dans lesquelles se perdent, trop souvent, les premières années de liberté au sortir du collège, désireux au
contraire de poursuivre leur formation intellectuelle et de
s'initier aux problèmes sociaux et moraux qui passionnent
notre époque, résolurent de se grouper pour étudier en commun, discuter avec courtoisie, échanger leurs idées et leurs
connaissances.

Religion, histoire, littérature, sciences, leur ambition de
savoir s'étendait à tout cela. Sans avoir envie de paraître
vieux avant le temps, il leur a semblé que la passion de la
science et du travail sérieux s'alliaient fort bien à la fougue
de la jeunesse, et que l'âme s'ennoblissait et se fortifiait par
la pratique de l'étude. Nous nous sommes donc mis à la be-
sogne avec courage, et déjà nous avons modestement par-
couru quelques petits coins du domaine scientifique.

Mais pour guider nos intelligences et réchauffer notre ardeur, il nous a paru nécessaire de recourir aux maîtres de la
parole, et de leur demander leurs enseignements et leurs conseils. Ne voulant point profiter seuls de leurs leçons et méri-

ter un reproche d'égoïsme bien fondé, nous vous avons convoqués, Messieurs, pour venir entendre avec nous M. le docteur Maisonneuve et M. Saillard.

M. Maisonneuve, docteur ès sciences et docteur en médecine, professeur à la faculté catholique d'Angers où il se consacre tout entier aux étudiants, n'est point un étranger parmi nous, car ses remarquables travaux scientifiques l'ont depuis longtemps rendu célèbre dans notre région.

M. Saillard, avocat à la cour d'appel de Besançon, est déjà, quoique jeune, un des vieux champions des nobles causes ; ancien secrétaire de M. le comte de Mun, ancien président de la conférence Olivaint, à Paris, c'est lui qui, il y a deux ans, dirigeait avec tant de tact le grand Congrès de la jeunesse catholique de Besançon.

Je vous remercie, Messieurs, d'avoir répondu, avec tant de bienveillance, à l'appel de quelques jeunes inconnus. Fidèles à vos habitudes de dévouement, vous avez vu la possibilité d'être utiles à la jeunesse studieuse, et vous n'avez compté, ni avec les difficultés, ni avec la peine ; recevez l'expression de notre vive reconnaissance.

Nous adressons aussi nos remerciements à M. le curé de Belfort, qui a accepté la présidence d'honneur de notre première séance, ainsi qu'à tous ceux qui par leur concours dévoué et par leur présence au milieu de nous, ce soir, ont voulu nous apporter le témoignage de leurs encouragements.

Ces encouragements nous sont précieux et nous aideront à bien faire. « Travaillons, jeunes gens, débarrassés des timidi-« tés et des défiances qui ont si souvent paralysé notre ac-« tion ; fortifiés par l'étude, étroitement unis par le dévoue-« ment, avides d'être utiles, allons aux bons combats, n'ayant « d'autres armes que des armes loyales, n'enviant d'autres « victoires que le triomphe du vrai et du bien. »

M. le docteur Maisonneuve prit alors la parole et commença par remercier les jeunes gens de leur invitation et félicita le Cercle d'études de son heureuse et intelligente initiative.

MONSIEUR LE PRÉSIDENT,

Vous et vos amis vous avez fondé une œuvre d'une grande importance sociale. Vous lui consacrez tous vos loisirs et vous lui apportez les trésors, qui ne demandent qu'à se répandre, de votre jeunesse et de votre activité.

Soyez-en félicité.

Sachant qu'un professeur de l'Université catholique d'Angers venait s'égarer dans vos parages, vous avez pensé qu'il était tout naturel de l'associer à vos travaux.

Vous avez bien fait.

Je n'ai qu'une crainte : c'est que votre associé d'occasion ne se trouve pas à la hauteur de la tâche que vous voulez bien lui confier.

Dans tous les cas vous n'avez pas douté de sa bonne volonté.

Soyez-en remercié.

Jusqu'ici je n'avais été appelé à faire des conférences que dans les départements voisins du siège de nos Facultés d'Angers ; et plusieurs d'entre vous auront bien le droit d'estimer que venir de si loin à Belfort, c'est faire de l'extension universitaire par trop excentrique.

Mais, laissez-moi vous dire qu'à votre invitation j'ai senti mon cœur palpiter de joie. Ce sera, certes, l'un des souvenirs les meilleurs de ma vie, que celui d'avoir été invité à prendre la parole dans une ville qui occupe le poste d'honneur de mon pays et où vibrent les sentiments du plus ardent patriotisme.

Pendant plus d'une heure, M. le docteur Maisoneuve tient ses auditeurs sous le charme de sa parole éloquente et concise. Les théories les plus ardues paraissent faciles, tant il les expose clairement. Vulgarisateur de génie, il met à la portée des plus simples les doctrines pastoriennes, en même temps qu'il satisfait par sa précision scientifique les esprits les plus curieux.

« *La formation du premier être vivant,* » tel était le sujet traité. Après avoir rapidement expliqué la formation du globe terrestre, sa constitution, les premières manifestations de la vie à sa surface, M. Maisonneuve aborde franchement le problème de l'origine de la vie,

Les expériences de Pasteur démontrent que la génération spontanée est impossible. D'où vient donc la vie ? Les objections des matérialistes étant scientifiquement écartées, nous sommes obligés, avec logique, d'admettre le dogme catholique de la création.

La péroraison du conférencier, dite avec éloquence et conviction, soulève les applaudissements de l'assemblée. La conférence documentée et pour ainsi dire concrétisée par de fort intéressantes projections, impressionna vivement les ouvriers, dont beaucoup entendaient pour la première fois exposer une des preuves scientifiques de la création.

La parole est à M. Saillard.

Dès les premiers mots, avec son accent vibrant et son action ardente, M. Saillard a conquis ses nombreux auditeurs. C'est surtout aux jeunes qu'il s'adresse. L'heure est venue pour eux de prendre part à la lutte. La mode de l'inaction et de l'égoïsme a fait son temps . il n'est plus permis aujourd'hui de se complaire avec insouciance dans les jouissances matérielles ou dans des plaisirs de dilettante. Le péril économique, le danger social, la guerre religieuse, prescrivent aux hommes intelligents le travail et l'action. Tous solidaires, nous avons des devoirs d'humanité et de dévouement, qu'il ne faut point

négliger, un apostolat de vérité et de justice que nous devons
remplir, un patrimoine de glorieuses traditions que nous devons conserver intact. Personne, riche ou pauvre, ne peut se
désintéresser de semblables obligations.

Les guerres de l'avenir seront surtout des guerres écono-
miques et sociales ; sachons les préparer par notre travail. Les
progrès de l'étranger dans les arts, les sciences, l'industrie, le
commerce, doivent stimuler notre ardeur et notre patriotisme.
Aux catholiques de marcher en tête de ce mouvement de réno-
vation par le travail et de chercher à réveiller l'énergie natio-
nale ! Qu'ils donnent l'exemple partout ; qu'ils fassent preuve
d'initiative ; qu'ils s'occupent d'œuvres de prévoyance et de
charité, qu'ils étudient les misères et les besoins de la
société, et qu'ils cherchent à porter remède aux maux dont
souffre la patrie ! C'est ainsi qu'il faut travailler à l'avénement
de la paix sociale et au relèvement du pays ! Serrons nos
rangs autour de l'Eglise et rappelons-nous que travailler pour
le catholicisme, c'est travailler pour la France et travailler
pour la France c'est travailler pour le catholicisme.

Le discours de M. Saillard fut souvent interrompu par des
acclamations, il avait vraiment su trouver la note catholique
et patriotique, allant droit aux cœurs des Belfortains, chrétiens convaincus et soldats héroïques. Son éloquence entraî-
nante et toute de feu avait soulevé l'enthousiasme.

M. le curé de Belfort, qui avait bien voulu accepter la présidence d'honneur de la séance, termina la réunion en remer-
ciant au nom de tous, les conférenciers. Il félicita le Cercle
d'études de ses débuts et lui souhaita longue et heureuse vie.

Qu'il nous soit permis, en achevant ce modeste compte
rendu, d'adresser l'expression de notre reconnaissance à tous
ceux qui ont contribué au succès de notre première conférence publique : au R. P. Dagnaud, de Besançon, qui fut au-
près de M. Maisonneuve et de M. Saillard notre avocat dévoué ; aux membres du comité du Cercle Catholique qui

avaient si gracieusement mis leurs locaux à notre disposition ;
au Directeur du cercle de Saint-Joseph qui eut sa large part
dans la réussite de la soirée. Encouragés par tous ces concours,
nous allons nous mettre au travail avec une nouvelle ardeur
et préparer d'autres réunions, qui, nous l'espérons, seront
accueillies avec la même bienveillance.

115

www.ingramcontent.com/pod-product-compliance
Lightning Source LLC
Chambersburg PA
CBHW071408200326
41520CB00014B/3341